Dr André HÉMARD
DE L'UNIVERSITÉ DE PARIS

CONTRIBUTION A L'ÉTUDE
DES FRACTURES SPONTANÉES
DANS L'OSTÉOMYÉLITE

PARIS
Jules ROUSSET
1, RUE CASIMIR-DELAVIGNE
ET 12, RUE MONSIEUR-LE-PRINCE
(anciennement 36, rue Serpente)

1903

Dr André HÉMARD
DE L'UNIVERSITÉ DE PARIS

CONTRIBUTION A L'ÉTUDE

DES FRACTURES SPONTANÉES

DANS L'OSTÉOMYÉLITE

PARIS
Jules ROUSSET
1, RUE CASIMIR-DELAVIGNE
ET 12, RUE MONSIEUR-LE-PRINCE
(anciennement 36, rue Serpente)

1903

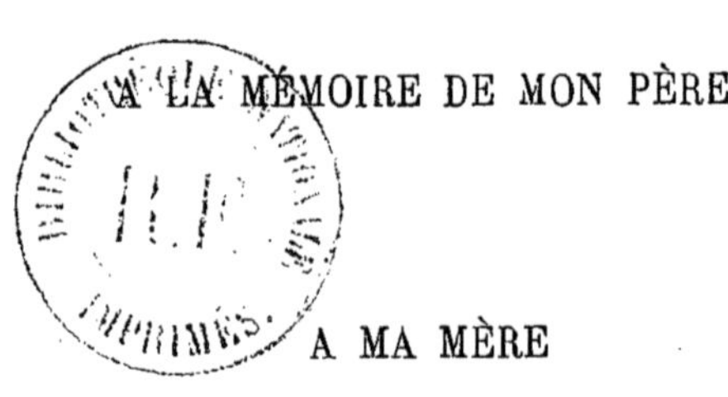

A LA MÉMOIRE DE MON PÈRE

A MA MÈRE

A MA TANTE

A MES AMIS

Au moment de terminer nos études médicales, nous nous faisons un devoir d'adresser ici nos remerciements aux maîtres éminents dont nous avons eu l'honneur d'être l'élève.

A nos maîtres dans les hôpitaux de Paris, nous voulons exprimer notre profonde reconnaissance :

A MONSIEUR LE PROFESSEUR AGRÉGÉ PEYROT

CHIRURGIEN DE L'HOPITAL LARIBOISIÈRE

A MONSIEUR LE DOCTEUR HUCHARD

MÉDECIN DE L'HOPITAL NECKER

A MONSIEUR LE DOCTEUR OULMONT

MEDECIN DE L'HOPITAL DE LA CHARITÉ

A MONSIEUR LE PROFESSEUR AGRÉGÉ LEPAGE

ACCOUCHEUR DES HOPITAUX

Nous présentons à M. le professeur Tillaux nos respectueux témoignages de vive reconnaissance pour le grand honneur qu'il nous a fait en acceptant de présider notre thèse.

A MON PRESIDENT DE THÈSE

MONSIEUR LE PROFESSEUR TILLAUX

Professeur a la Faculté de Médecine

Membre de l'Académie de Médecine

Commandeur de la Légion d'Honneur

Introduction.

Grâce aux nombreux travaux auxquels elle a donné donné lieu, l'osteomyélite est aujourd'hui une maladie bien connue sous toutes ses formes et dans son essence même. Les fractures pathologiques dont elle constitue, en raison même de ses lésions, une cause déterminante sont moins bien connues, par suite de leur rareté. Elles n'ont donné lieu qu'à quelques travaux et ne se trouvent mentionnées dans la science qu'à intervalles assez éloignés.

Nous avons eu, dans le service de M. le docteur Schwartz, à l'hôpital Cochin, l'occasion de suivre les phases évolutives d'une ostéomyélite aiguë ayant abouti à cette complication. Rapprochant ces faits d'une observation antérieure que M. le docteur Schwartz a eu l'extrême obligeance de nous communiquer, nous avons cru qu'il serait intéressant d'étudier cet ordre de lésions, dans le but d'en tirer quelques conclusions théoriques et pratiques.

Nous n'avons nullement la prétention d'avoir recueilli toutes les observations se rapportant à ces faits, mais simplement d'avoir groupé celles qui nous ont semblé les plus intéressantes.

Définition et division.

Au sens absolu du mot, *la fracture spontanée* serait celle qui se produirait en dehors de toute cause occasionnelle. Mais de pareilles conditions ne pouvant évidemment pas modifier l'intégrité d'une diaphyse, si fragile qu'elle soit, il faut s'arrêter au sens relatif du mot et entendre par fractures spontanées, des solutions de continuité osseuses dues à des causes si légères qu'elles sont disproportionnées à l'accident produit. On conçoit donc qu'il y ait quelquefois de la difficulté à apprécier la qualité réelle d'une force vulnérante, et partant, que le diagnostic de fracture spontanée devienne parfois douteux.

Les doutes se trouvent heureusement levés dans la plupart des cas par la connaissance de la maladie causale considérée : l'ostéomyélite.

Nous séparons de notre sujet le *Décollement épiphysaire*, complication de l'ostéomyélite qui se produit à la suite de la disparition du cartilage, après la destruction de tous les liens qui réunissent diaphyse et épiphyse. Il ne s'agit évidemment pas là de fracture.

Nous ne faisons que mentionner également une autre complication : le *Décollement des apophyses.* Toutefois, dans certains des cas,par suite d'un ramollissement inflammatoire plus complet de l'os à ce niveau, la séparation de l'extrémité et de la diaphyse peut se faire au-dessus du cartilage dans la région juxta-épiphysaire même. Ces faits seraient peut-être mieux rangés dans les fractures spontanées.

M. le professeur Lannelongue qui fait autorité dans la matière en a relevé 5 cas auxquels il garde leur autonomie.

Nous envisagerons successivement l'historique, l'anatomie pathologique dont l'étude approfondie nous amènera tout naturellement à l'étiologie de la question et à sa pathogénie.

Nous nous efforcerons de préciser les tableaux symptomatiques dont la fracture spontanée peut dans certains cas accentuer la signification.

L'étude du diagnostic et principalement du diagnostic étiologique nous occupera ensuite. Nous terminerons par le pronostic, le traitement, les observations, et les conclusions qui nous sembleront se déduire de notre travail.

Etiologie

Si les auteurs ont donné aux fractures de l'ostéomyélite le qualificatif de « *spontanées* », ce n'est certes pas pour faire entendre qu'elles se produisent en dehors de toute cause occasionnelle ; ils comprennent sous cette dénomination des fractures dues à une cause si légère, qu'elle est disproportionnée avec l'accident qui en résulte, qui ne se serait jamais produit sur un os absolument sain.

En effet, et nous l'envisageons longuement plus loin, la *cause réelle* de ces fractures réside dans les altérations préalables de l'os, suppuration, nécrose, séquestre, raréfaction osseuse, qui à des titres divers, parfaitement explicables, conduisent à la fracture spontanée.

Quoiqu'il en soit, la *cause occasionnelle*, minime et même négligeable, est indispensable pour la production de ces fractures, dont la spontanéïté reste subordonnée à la notion d'intensité de la cause vulnérante agissant sur un malade.

Ces causes occasionnelles, malgré leur extrême variété peuvent être groupées sous deux chefs principaux : traumatisme et contraction musculaire.

Chez des individus atteints d'ostéomyélite, les *traumatismes* les plus légers peuvent produire une fracture, et nombreux sont les cas, où celle-ci est survenue à la suite d'un simple changement de position du membre, d'un choc insignifiant, en posant le pied à terre, lors des premiers essais de reprise de la station débout. — Les traumatismes sont parfois si insignifiants qu'on peut dire que la fracture s'est produite, sans cause extérieure apparente.

Certains auteurs, (S. Cooper, Nélaton, Malgaigne, Follin, Spillmann), ont admis la possibilité de fractures par *contraction musculaire,* indépendamment de toute altération du squelette. Dans ce cas, il s'agit de contraction musculaire très violente, qu'on doit assimiler à un traumatisme d'égale force, et qui agissent par un mécanisme tout spécial, amenant des fractures qui n'ont rien de commun avec les fractures spontanées de l'ostéomyélite.

Ici en effet, on se trouve en présence d'actions musculaires *modérées, trop faibles* pour rompre un os sain, mais qui agissant sur un os adultéré par l'ostéomyelite, suffisent à le rompre.

Les douleurs vives de l'ostéomyélite aiguë amènent fréquemment des contractions musculaires réflexes, d'où résulte la fracture, souvent même à l'insu du malade.

Anatomie pathologique.

Les os le plus souvent atteints de fractures spontanées dans le cours de l'ostéomyélite sont par ordre de fréquence décroissante : le fémur, le tibia, l'humérus. C'est le tiers supérieur ou le tiers inférieur de la région diaphysaire qui sont atteints dans cet accident le plus ordinairement tardif.

La lecture des observations montre bien que sur le *fémur*, le trait de fracture siège d'habitude tantôt à l'union du tiers supérieur avec le tiers moyen, tantôt à deux ou trois travers de doigts au-dessus des condyles, d'autrefois au niveau du tiers moyen, plus rarement dans la région sous-trochantérienne.

La disposition des fragments est des plus variable ; on peut voir l'angle qu'ils forment entre eux dirigé en avant et en dehors, en avant et en dedans, le fragment inférieur se déviant ordinairement en avant, tandis que le fragment supérieur se porterait en arrière.

Les extrémités fragmentaires sont plus ou moins irrégulièrement taillées, rarement en biseau net, comme dans les fractures ordinaires, à moins que la séparation ne se soit produite à l'union des tissus sain et malade. Dans ces cas, on pourra voir l'un des deux fragments présenter une cassure nette, franche, sans trace de suppuration, tandis que l'autre aura une surface cariée, noirâtre, couverte de granulations et de pus, présentant un aspect vermoulu avec des perforations osseuses, faisant communiquer la cavité médullaire avec le foyer purulent externe.

Entre les extrémités fracturées, on trouvera soit une cavité nécrobiotique, formée par le périoste dont quelques portions sont ossifiées, soit un ou plusieurs sequestres entourés d'une capsule, ou restés à nu dans la nappe purulente.

Le foyer de la fracture, au niveau duquel les artères restent béantes, communique le plus souvent avec l'extérieur par des *trajets fistuleux*, par où s'écoule du pus mêlé de sang et de débris osseux.

Sur le *tibia*, les fractures spontanées de l'ostéomyélite ont leur siège habituel au niveau du tiers supérieur de l'os, le fragment supérieur formant avec l'inférienr un angle dirigé en dehors. La fracture se produit souvent à l'union des parties nécrosées avec une arête osseuse saine, et présente les mêmes caractères anatomiques que ceux précédemment indiqués.

Quel que soit d'ailleurs l'os sur lequel siège la fracture spontanée, les altérations locales sont à peu près identiques et relèvent toutes du même processus.

On peut voir ordinairement, que le *tissu compact* a complètement disparu sur une plus ou moins grande hauteur, et qu'un même point osseux reste seul, où s'est produite la fracture spontanée.

Sur une étendue assez considérable, au voisinage de la nécrose, le tissu compact de la diaphyse est très aminci et présente un grand nombre de petits orifices, où l'on peut faire sourdre le pus contenu dans le canal médullaire.

Le tissu spongieux disparaît complètement au niveau de la nécrose ; et, à son voisinage, on le voit souvent former de petits séquestres, contenus dans la cavité médullaire, d'où on peut les extraires avec assez de facilité.

La cavité médullaire, très agrandie au niveau de la diaphyse, est remplie de détritus noirâtres, entourés d'un pus verdâtre et plus ou moins fétide.

Le périoste est absent au niveau de l'endroit fracturé ; plus loin, il est nécrosé en partie.

Les muscles généralement atrophiés sont désinsérés au niveau du foyer de la fracture ; ils sont blanchâtres, infiltrés de sérosité, et des abcès peuvent être rencontrés dans leur épaisseur.

Les fractures spontanées, dont nous venons d'envisager rapidement les traits principaux résultent immédiatement des lésions osseuses et périostiques, de la « *panostéite* » provoquées par l'ostéomyélite. L'étude des altérations locales de cette affection est seule capable de nous bien faire comprendre le mécanisme des fractures spontanées qui en résultent. — Ces altérations diminuent la résistance de l'os, qui se rompt au moindre prétexte traumatique.

L'os est pris dans sa totalité ; et, nous aurons à considérer ici, bien qu'un peu artificiellement peut-être, les lésions du tissu osseux proprement dit, les lésions de la moelle, du périoste, qui sont toutes solidaires les unes les autres.

A un premier stade, on peut voir dans le canal médullaire, le tissu spongieux des diaphyses ou des épiphyses, la moelle prendre une coloration rouge vineuse, qui rappelle la moelle rouge des enfants, en même temps qu'elle augmente de consistance. La dilatation vasculaire considérable qui se produit au niveau des régions malades, la prolifération des médullocèles, la disparition de la graisse, avec mise en liberté des noyaux des cellules adipeuses, l'infiltration abondante des leucocytes, constituent un ensemble de troubles anatomiques, qui ont pour effet, de ramener à l'état embryonnaire les éléments dont l'évolution était définitive.

Bientôt, on va assister au ramollissement de la moëlle, à sa transformation purulente, avec présence de fongosités dans les espaces médullaires. Le ramollissement, limité à une partie plus ou moins profonde de la surface est d'un gris jaunâtre, sale ou rouge noirâtre, comparable à une véritable bouillie, dont la coloration varie avec la plus ou moins grande quantité de pus, de globules rouges, de suffusions sanguines.

A côté des points ramollis se trouvent des parties entièrement purulentes. A la coupe des os, le pus se présente à l'état d'infiltrations ou de collections d'un volume variable, dont le siège le plus ordinaire est la région de la diaphyse qui confine à l'épiphyse.

La paroi de ces abcès est constituée par un tissu osseux,

à surface unie, bientôt recouverte d'une membrane molle, tomenteuse, vasculaire. Dans quelques cas, la paroi de l'abcès est limitée sur une partie de son étendue par la surface d'une nécrose.

Ces abcès diaphysaires intra-osseux peuvent communiquer avec l'extérieur par des perforations multiples, ou de larges ulcérations, qui contribuent à diminuer la résistance de l'os, et rendent la fracture plus facile.

Les lésions précédentes n'ont pas pour siège exclusif le canal médullaire et la moëlle osseuse. Le tissu osseux est atteint lui aussi. Rose ou violacé, l'os laisse échapper des goutelettes sanguinolentes par les orifices des canaux de Havers, élargis, gorgés de sang, et où les éléments cellulaires proliférés reviennent à l'état embryonnaires. Les espaces médullaires agrandis présentent les lésions de l'*ostéïte raréfiante*, décrite pour la première fois par Gerdy, avec toute l'exactitude que comportaient les moyens d'étude dont il disposait.

Ces altérations plus accentuées à la partie profonde de l'os, peuvent être aussi bien retrouvées vers le milieu du corps des diaphyses que dans les épiphyses. Les stries de la surface de l'os deviennent des sillons plus ou moins profonds, et l'on voit des canaux de directions variées, aboutir dans le canal médullaire, ou se terminer en cul-de-sac, et dilatés au point d'atteindre la grosseur d'une plume de corbeau. Leurs parois sont irrégulières et inégales ; mais, comme l'a montré Ranvier, le tissu osseux qui les forme ne présente que des modifications légères : c'est tout au plus, si les corpuscules de ces lamelles osseuses ont un noyau plus évident, plus volumineux.

Le pus ne tarde pas à apparaître dans la substance compacte, comme nous l'avons vu pour le canal médullaire. Il remplit les canalicules dilatés, dont il oblitère les capillaires ; la circulation est entravée, et, c'est *une des causes* de la mortification du tissu osseux et de la nécrose de l'os, qui joue, nous le verrons, un rôle capital dans la production des fractures spontanées.

Ce n'est pas tout, et la raréfaction osseuse peut dépasser les limites et arriver à la production de pertes de substances, d'ulcérations, de véritables perforations osseuses. Ces pertes de substances sont quelquefois très étendues : Henrot en a rapporté un fait où la partie postérieure et inférieure de la diaphyse fémorale présentait une large ulcération dépassant en profondeur la moitié de l'épaisseur du tissu compact. Dans une observation de Leroy des Barres, l'extrémité inférieure du corps du fémur présentait des ulcérations anfractueuses remplies de sequestres et de pus.

Ces ulcérations, qui affaiblissent à un si haut degré la résistance de l'os, ont un mécanisme assez obscur. Il est probable qu'une mince lamelle osseuse recouvrant une cavité s'amincit de plus en plus dans les points en continuité avec le reste de l'os, et se détache à un moment donné. « Le furoncle de l'os s'ouvre à l'extérieur, et expulse son bourbillon ».

Quelquefois les pertes de substance s'enfoncent profondément dans l'os et forment de véritables *perforations*, conduisant dans la cavité d'un abcès. Chassaignac a rapporté l'exemple de quatre perforations osseuses de l'extrémité inférieure de la diaphyse fémorale, aboutissant isolément dans une cavité commune, qui renfermait un sequestre lamellaire libre,

En même temps que cette ostéite raréfiante dont nous avons vu les étapes, apparaissent souvent des phénomènes d'ordre opposé, qui aboutissent à la production de formations osseuses dans l'os lui-même. L'ostéite est alors *condensante*, et les lamelles néoformées sont plus épaisses et plus abondantes que la substance résorbée. L'os est plus lourd : il y a *hyperostose*; les canalicules de Havers sont rétrécis, quelquefois même oblitérés, les vaisseaux étouffés, et la mortification de l'os peut être la conséquence de cette difficulté ou de cet arrêt de la circulation.

Les diverses altérations précédentes, portant sur la moëlle et le tissu osseux, prennent une large part dans la production des fractures spontanées de l'ostéomyélite, d'une part en affaiblissant la résistance de l'os, au niveau des ulcérations, des perforations diaphysaires multiples, d'autre part en favorisant la mortification, la nécrose grâce à l'oblitération des capillaires dans le canal médullaire et les canalicules, et à leur compression par une ostéite condescendante.

Mais, les *nécroses* étendues auxquelles se rattachent si intimement les fractures spontanées, relèvent surtout des altérations du *périoste*, de son décollement et de la rupture des vaisseaux, qui, de cette membrane, se distribuent à l'os.

Il importe donc de prendre une notion suffisante des *lésions périostiques*, qui éclaireront plus loin le mode de production des nécroses et le mécanisme des fractures spontanées.

Epaissi, hypérémié, infiltré de matière gélatiniforme au début, la couche profonde ostéogénique du *périoste* ne tarde pas à devenir le siège d'un travail inflammatoire qui va aboutir à l'*abcès*. Le pus une fois formé, on peut le constater soit entre le périoste et l'os, soit dans la membrane fibreuse elle-même, soit au dessus d'elle. Au bout d'un certain temps le périoste est perforé ; il disparaît au niveau des points où l'inflammation a été la plus violente, et l'os est mis à nu. Ailleurs la membrane périostique est décollée; entre elle et la surface osseuse se trouvent des collections purulentes sous-périostées, qui s'étalent et peuvent arriver progressivement à constituer un véritable manchon purulent sur une très grande étendue, quelquefois sur toute une diaphyse, car les points les plus adhérents, les lignes rugueuses d'insertion musculaire, les crêtes et les tubercules des os, ne sont respectés par le pus que temporairement. Bien plus, l'extensibilité du périoste est limitée et ne peut suffire au développement qu'exigent les grandes accumulations de pus. Il se rompt, se détruit sur une plus ou moins grande étendue, et le pus se répand dans les parties molles qui lui forment une cavité nouvelle.

Au début de l'abcès, les liens vasculaires unissant le périoste à l'os ne sont pas détruits ; mais plus tard on n'en trouve plus de vestiges, et les gros vaisseaux de l'os ainsi que les vaisseaux nourriciers finissent aussi par disparaître. La circulation devient alors des plus précaires, et la *nécrose* survient, plus ou moins étendue.

Nous verrons plus loin le rôle capital qu'elle joue dans le *mécanisme des fractures spontanées ;* et, c'est à ce titre que nous voulons insister sur son mode de production.

Déjà dans les huit ou dix premiers jours de l'ostéomyélite on peut trouver au milieu du pus du canal médullaire des aiguilles, des lamelles osseuses, jaunâtres et libres, sans continuité avec le reste de l'os. Plus tard, lorsque le mal a duré un mois, six semaines, on trouve détachées de l'os, des parties d'un plus gros volume, libres ou sur le point de l'être. Une diaphyse entière peut avoir été complètement isolée et avoir subit la mort dans toute sa longueur. Ces cas sont rares. Un tiers, un quart sont atteints, en voie de nécrose ou réduits à l'état de séquestres.

L'os nécrosé a pris une couleur jaunâtre, il est sec et sans tache, sauf au niveau des points de sa séparation, où il est aréolaire et coloré en rouge ou en noir.

Nous l'avons vu, d'après la description précédente, la nécrose relève surtout d'une insuffisance circulatoire, dont la part principale revient au *décollement du périoste*, auquel viennent s'adjoindre les altérations que provoque l'osteïte dans le canal médullaire et le tissu compact, et dont le résultat est la disparition, en plus ou moins grande partie du réseau vasculaire.

La nécrose et les fractures spontanées qui en résultent, sembleraient ainsi devoir être très fréquentes, si les lésions précédentes se développaient en tous points, sans discontinuité. Il n'en est pas ainsi dans la plupart des cas ; et c'est une des raisons qui expliqueraient la rareté relative des fractures spontanées dans l'ostéomyélite.

A l'intérieur du cylindre osseux, à sa surface des espaces plus ou moins grands se trouvent respectés, et en particulier, dans le tissu compact, on trouve de nombreux points où l'ostéïte n'a pas pénétré. Ces différentes parties vont servir à maintenir la vitalité de l'os ; par les anastomoses des canaux de Havers, la circulation des parties de l'os éloignées va pouvoir rétablir l'équilibre vasculaire rompu.

Une autre raison vient encore plaider en faveur de la rareté des solutions de continuité dans l'ostéomyélite. Le périoste, à mesure qu'on s'éloigne de la partie malade, est épaissi, congestionné, ayant doublé ou triplé de volume. C'est là que l'on observe des couches osseuses de formations récentes. Ces productions nouvelles sont parfois assez nombreuses, pour entourer complètement l'os ancien, et lui former une sorte de cuirasse, qui lui permettra de résister, et l'empêchera de se fracturer sous la moindre impulsion traumatique.

En même temps que la mortification, s'est élaborée la réparation osseuse, et lorsque le séquestre est détaché par suite du travail d'ostéïte, qui s'est établi à son pourtour, la capsule osseuse qui l'environne a acquis assez de solidité pour suppléer à l'os ancien.

Pathogénie et mécanisme des fractures spontanées.

Comme nous l'avons vu précédemment, c'est à l'existence des nécroses, et de nécroses le plus souvent étendues que se rattachent les fractures spontanées de l'ostéomyélite, qu'il s'agisse de nécroses formées pendant la période aiguë de la maladie, ou des sequestres osseux tardifs de l'ostéomyélite prolongée, constitués longtemps après l'atteinte primitive.

Ces nécroses présentent des degrés différents en surface et en profondeur. Elles sont tantôt limitées à une mince couche osseuse ; elles atteignent d'autrefois une épaisseur considérable de l'os et vont même jusqu'à entraîner la perte complète de la diaphyse.

Comment vont agir ces mortifications osseuses dans la production des *fractures spontanées* ? Sur les limites de la partie nécrosée, aux limites du mort et du vif, se fait en parties saines une inflammation réactive, qui présente tous es caractères de l'ostéïte raréfiante, et qui a de grandes analogies avec les phénomènes qui accompagnent l'élimination des eschares, dans la gangrène des parties molles. L'os devient rouge, coloré, le sang y afflue en plus grande abondance.

Au point de vue histologique, la circulation se trouve entravée localement : les capillaires sont envahis par de nombreuses cellules embryonnaires, et la paroi même de ces capillaires, est le siège d'une inflammation qui en rétrécit le calibre en rendant les noyaux plus apparents, saillants à l'intérieur.

Puis, médullocèles, myéloplaxes, cellules conjonctives et adipeuses, se multipliant, ont besoin d'un espace plus considérable. C'est alors que les canaux de Havers augmentent de diamètre, que les cavités médullaires s'agrandissent, transformant ainsi en tissu compact, en tissu poreux et spongieux.

En s'agrandissant, les canaux de Havers communiquent entre eux et forment par leur réunion des espaces irrégu liers dans lesquels la moëlle embryonnaire végète. (Cornil et Ranvier). De ce travail d'ostéoporose à la limite de l'os sain et nécrosé, résulte un amincissement, une véritable disparition du tissu osseux, qui diminuent considérablement la résistance normale de l'os, d'où *fracture*, au moindre choc, au plus léger mouvement, c'est-à-dire, *fracture spontanée.*

Si la portion nécrosée n'a qu'une épaisseur peu considérable, si elle n'intéresse qu'un petit fragment de pourtour de l'os, il y aura toujours assez de résistance de la part de l'os sain, pour rendre toute fracture spontanée impossible.

Mais, si sur un point quelconque de la diaphyse, toute l'épaisseur ou une grande partie est nécrosée, il suffira d'une simple contraction musculaire, d'un déplacement brusque, d'une fausse position, pour que l'os se rompe, au point où sa résistance est la plus faible.

L'os nécrosé est en effet entouré d'un sillon de démarcation qui se creuse lentement autour de lui, et s'élargit. Si ce sillon se creuse davantage, toute la partie nécrosée se trouve naturellement séparée des parties vivantes, sous le nom de *séquestre*, qui se trouve bien libéré, et est alors contenu dans l'os, comme une amande dans sa coque.

Il y a donc là, solution de continuité spontanée, mais on ne peut pas dire que ce soit une fracture, mot qui implique l'idée d'une force. Si dans ces cas, la rupture de l'os ne peut pas être constatée, c'est que en même temps que se fait la séparation entre les tissus sain et nécrosé, la réparation s'élabore ; et, lorsque le sequestre est détaché, la capsule osseuse qui l'entoure a acquis assez de solidité, pour suppléer à l'os sain.

Ainsi donc, dans la plupart des cas, les fractures spontanées, dans l'ostéomyélite, ont un mécanisme qui paraît se rattacher à l'existence d'une *nécrose*, ordinairement étendue, et aux phénomènes d'osteïte raréfiante, qui se produisent à ce niveau.

On retrouve d'ailleurs presque toujours l'existence d'un séquestre plus ou moins libre d'attaches avec l'os sain, au moment, où la fracture s'est produite.

Mais, il n'en est pas toujours ainsi ; et, dans les *cas suraigus,* cette ostéite raréfiante n'a pas eu le temps de se reproduire. Les lamelles osseuses sont dissociées par la suppuration, et la marche de la maladie est si rapide dans ces cas, que la nécrose se produit d'emblée. On trouve alors, un sequestre exsangne, à peine altéré dans sa constitution physique et chimique. Il y a ici, en effet, formation rapide de pus et macération de l'os par le liquide purulent, sans aucune raréfaction de la substance osseuse. L'os nécrosé se montre tel qu'on l'obtiendrait par la macération dans l'eau. (Cornil et Ranvier).

Nous avons donc deux ordres de faits à considérer, où la marche et le mécanisme sont tout à fait différents : l'affection est suraiguë, avec formation rapide de pus et macération de l'os, ou bien, l'inflammation est plus lente dans son processus anatomique, et la nécrose, l'osteïte raréfiante ont le temps d'évoluer.

Dans l'Ostéomyélite à marche aiguë, la fracture spontanée s'observe en effet de bonne heure ; on la voit survenir dans les quinze ou vingt premiers jours, à partir du début de l'affection.

Elle est due au ramollissement général de l'os par l'infiltration purulente, à la désagrégation qui résulte de la nécrobiose rapide. Cette nécrose s'établit très vite, et occupe généralement une grande étendue ; mais, fait digne de remarque, on n'observe pas de séquestre proprement dit, ni de sillon de démarcation séparant l'os mortifié de l'os sain.

C'est toute une partie de la diaphyse qui ne vit plus, et qui se sépare du reste de l'os, spontanément, à l'occasion du moindre choc.

Dans la seconde catégorie de faits, (*Ostéomyélite à marche lente*) la solution de continuité survient deux à trois mois et plus après la douleur initiale de l'affection. L'inflammation qui a été *subaiguë* ou *chronique* a bien envahi une partie considérable de l'os, mais la nécrose et l'ostéïte raréfiante se sont établies petit à petit, et ce n'est qu'au bout d'un certain temps que l'os devient assez fragile pour se briser.

Comme nous l'avons déjà indiqué, et ce point a une grande importance, la fracture n'aura lieu, que si toute l'épaisseur ou une grande partie de la diaphyse est nécrosée.

S'il n'existe qu'une névrose limitée à la surface de l'os, il restera toujours assez de tissu compact pour s'opposer à la production de la fracture, dont le mécanisme est intimement lié à la cohésion de *la plus grande partie* de la diaphyse par l'ostéïté raréfiante. Mais nous le répétons, pour qu'il y ait fracture spontanée, qui implique l'idée d'une violence extérieure, si minime soit-elle, il est nécessaire qu'il reste sur le diaphyse une petite portion d'os sain, sur lequel se produira la solution de continuité, à l'occasion d'une des causes banales que nous avons envisagées.

Outre cette condition de nécroses étendues dans la production des fractures spontanées, la séparation du séquestre joue également un rôle secondaire.

En effet, l'os vivant qui se trouve tout autour de l'os mortifié est tout préparé à être fracturé, si l'occasion s'en présente. C'est que, même après la libération du séquestre, celui-ci agit comme un corps étranger irritant et détermine autour de lui, de l'ostéïte raréfiante par le procédé que nous avons indiqué plus haut.

Les parties présentent alors l'aspect suivant : autour du noyau nécrosé à bords irréguliers, anfractueux et festonnés, est une couche de pus qui la baigne ; puis une membrane granuleuse formée de bourgeons charnus fusionnés, tapissant la perte de substance; enfin, la cavité plus régulière creusée dans l'os vivant par la chute du sequestre.

On observe généralemeut, que le séquestre est plus petit que la cavité qui le renferme, et cette différence entre le volume du contenu et du contenant s'expliquerait par l'intensitè des phénomènes inflammatoires; autour du sequestre, en effet, l'ostéïte raréfiante a détruit une zone plus ou moins étendue de trabécules osseuses.

Or, si *le séquestre est volumineux*, il n'existera plus autour de lui qu'une très légère couche de tissu osseux vivant, qui peut être excessivement mince, jusqu'à la transparence. La résistance osseuse à ce niveau est nulle. Que le malade fasse un effort quelconque pour se lever, ou qu'on imprime le même mouvement au membre malade, et *la fracture spontanée* se produit, non pas sur le séquestre, mais sur la portion d'os réstée vivante.

Cette dernière remarque est implicitement contenue dans ce qui précède ; il ne serait pas, en effet, aisé de concevoir, qu'un séquestre, qui possède la dureté du tissu compact, puisse se fracturer dans des conditions où souvent même manque la notion d'une violence extérieure quelconque.

En résumé l'os se brise, ou bien parce qu'il est le siège d'un ramollissement, d'une infiltration purulente étendue, dans les cas suraigus ; ou bien parce qu'il est nécrosé sur une grande surface; et, que l'ostéite raréfiante qui a séparé les parties mortifiées des parties saines, n'a laissé autour du séquestre qu'une épaisseur de tissu vivant très minime et très fragile.

Evolution anatomique. — Il est de notion courante que la consolidation n'est pas de règle dans les fractures spontanées de l'ostéomyélite. La suppuration du foyer, longtemps prolongée, empêcherait toute coaptation osseuse; et on assiste très souvent à la production de pseudarthrose.

Bien plus, la fracture, on le verra plus loin, peut se compliquer d'accidents infectieux mortels, si les fragments plongent dans un foyer purulent.

Les cas de non-réparation semblent se rattacher aux ostéomyélites qui ont été assez intenses, pour frapper de mort une partie des organes reproducteurs de la moelle sous-périostique, intra-osseuse,qui ne récupèrent pas leurs propriétés ostéogéniques. Alors, dans les points où la réparation est impossible, se trouvent des pertes de substances, qui de la périphérie conduisent au canal central ou au séquestre invaginé. C'est ce que Wiedmann appelait les cloaques ou les égoûts. Et, lorsque la destruction du bain de moelle osseuse a été complète, toute réparation est impossible; le séquestre, une fois éliminé, laisse une place vide, que ne comblera jamais une substance osseuse de nouvelle formation.

Cependant, la *consolidation* de ces fractures spontanées est possible. Aubry, qui en a recueilli plusieurs exemples, croit même qu'elle est la règle.

Etudions le mécanisme de cette consolidation. Peu de sujets ont suscité de théories aussi nombreuses que la régénération de l'os dans les fractures. Depuis les anciens, qui ne voyaient dans le cal que le produit de l'organisation et de l'ossification d'un suc épanché, jusqu'aux théories modernes qui ont bien montré le rôle ostéogénique du périoste, de la moelle du canal central et des canaux de Havers, de combien de manières n'a-t-on pas cherché à expliquer le travail qui réunit deux fragments osseux séparés. Loin de nous l'idée de vouloir passer en revue et discuter les diverses théories qui ont été proposées. Nous nous bornerons à exposer la façon dont se fait la régénération osseuse dans la variété qui nous occupe, les fractures spontanées de l'ostéomyélite.

Les conditions sont en effet tout autres que dans les fractures simples, où les deux fragments sont plus ou moins en contact, où le périoste a conservé son intégrité physiologique, où il n'y a pas de communication avec l'air extérieur et pas de pertes osseuses à réparer.

Ici, au contraire, plusieurs éléments viennent compliquer la fracture : la présence d'un séquestre, les fistules qui mettent le foyer en communication avec l'air ambiant, et l'altération du périoste et des extrémités osseuses (Aubry).

On pourrait rapprocher cette variété des fractures traumatiques les plus graves où l'un des fragments fait issue au dehors, où le foyer contient des esquilles osseuses, avec cette différence toutefois que la nécrose qui peut être la conséquence de celles-ci est la cause déterminante de celle-là.

La réparation, sur un os atteint de nécrose, commence souvent en même temps que se fait le travail d'ostéoporose, dont le résultat sera l'élimination du séquestre ; par conséquent, il peut précéder la fracture. Voilà pourquoi toute l'épaisseur d'un os peut être nécrosée et détachée, sans qu'il y ait de mobilité. — C'est qu'il s'est formé autour de la partie morte une enveloppe osseuse, qui relie les fragments et assure la rigidité de l'os.

Dans les *fractures spontanées* de l'ostéomyélite, il y a toujours suppuration. Si elle n'est pas très abondante, il n'y a pas d'obstacle à l'ossification.

Nous ne voulons pas parler ici des fracture spontanées survenues au cours d'une ostéomyélite suraiguë, où l'os n'est qu'une vaste nappe purulente, et qui ne sont susceptibles d'aucune sorte de réparation. Le membre est définitivement voué à la mort.

Dans les autres cas, au contraire, la consolidation peut se faire. Le *périoste* est de tous les tissus celui qui jouit des plus grandes propriétés ostéogéniques. Il est en effet constitué par deux couches, l'une externe représentée par un feutrage de fibres conjonctives et élastiques, traversée par des nerfs et des *vaisseaux*, l'autre interne (*couche ostéogène*), riche en cellules plasmatiques où se passent les phénomènes d'ossification.

Pour que les propriétés du périoste se manifestent, il faut que la couche profonde ne soit pas détruite; une suppuration prolongée les annihile complètement.

C'est le cas, pour les périostites à grande suppuration. Le périoste ne joue plus qu'un rôle secondaire; mais, les tissus environnants y suppléent un peu, chacun avec une activité proportionnelle à sa richesse en cellules plasmatiques.

Le tissu médullaire se couvre de granulations, le périoste

des deux extrémités divisées s'hyperplasie, ses cellules prolifèrent, le tissu conjonctif inter-musculaire, les tendons, les aponévroses, les muscles eux-mêmes, participent à la régénération osseuse (Flourens, *Académie des Sciences* 1860).

Au bout d'un temps plus ou moins long et grâce au concours de tous les tissus environnants, les deux extrémités osseuses sont réunies. L'action de tant d'éléments, possédant des propriétés ostéogéniques très inégales, entraînera une grande irrégularité dans la forme et l'aspect extérieur du cal, dont la surface est accidentée, végétante, recouverte d'ostéophytes, et poreuse comme le tissu spongieux lui-même, ou éburnée avec une dureté comparable à celle de l'ivoire. On y trouve des ouvertures, véritables cloaques, par où peuvent s'échapper des esquilles.

La présence d'un séquestre semble d'abord achever la prolifération, mais la suppuration qu'il provoque finit par arrêter tout travail de régénération osseuse. Si on l'extrait, on voit la prolifération reprendre, et la cavité est comblée par de l'os nouveau.

Malgré cette consolidation des fractures, il faut bien savoir que le membre malade peut être le siège de *déformations,* qui relèvent de la fracture et de l'ostéomyélite.

Au niveau de l'ancien foyer des fractures, l'os peut être le siège d'une hyperostose, qui entoure la diaphyse, sur une plus ou moins grande étendue, lui donnant une forme globuleuse, témoin d'une ancienne ostéo-périostite, dont la cause est maintenant éteinte. On note encore des déviations, des inflexions osseuses, se rapportant à d'anciennes fractures spontanées vicieusement consolidées ;

et sur les segments de membre, dont le squelette est formé par deux os, on peut rencontrer des courbures engendrées par leur croissance inégale, et dont les cas variés peuvent être très complexes.

Si du fait d'une consolidation vicieuse, ou vicieusement dirigée, il s'est produit au niveau du foyer de fracture, une torsion qui ait dirigé en sens inverse le fragment supérieur et le fragment inférieur, on voit survenir, *surtout pour l'humérus et le fémur*, des changements apportés à l'angle de déclinaison de ces deux os (Jaboulay).

Comme l'a montré cet auteur, l'angle de déclinaison, qui est normalement antérieur, pour le fémur et postérieur pour l'humérus, peut être considérablement modifié. On comprendra que la torsion des fragments puisse notablement changer l'orientation du membre, faisant du malade un véritable infirme.

Symptômes.

La fracture spontanée n'est spéciale à aucune des multiples formes de l'ostéomyélite. Elle affecte toutefois, suivant les conditions dans lesquelles elle se produit, suivant les formes qu'elle complique, des symptômes locaux, une évolution, des complications et une terminaison très différentes. Aussi devons-nous l'envisager successivement dans les formes types susceptibles de lui donner naissance.

Dans le cas le plus simple, il s'agit d'une ostéomyélite aiguë, bénigne d'apparence ; un malade a présenté une période de fièvre, de douleur, de gonflement diffus profond au niveau d'un cartilage juxta-épiphysaire ; au bout d'une quinzaine de jours, les phénoménes se sont amoindris, le malade entre en convalescence, tout fait présager la guérison prochaine, quand brusquement, à l'occasion d'une élévation passive du membre, la diaphyse cède, *une fracture spontanée se produit.*

Ou bien les phénomènes locaux et généraux ont été plus

intenses, l'os a suppuré et donné lieu à un abcès sous-périostique, mais quoique la nécrose sous-jacente soit l'exception, la *fracture spontanée est encore possibte.*

Dans une troisième forme, l'abcès a été franchement osseux, des séquestres ont été éliminés, leur présence a entretenu des fistules qui n'ont pas tendance à se tarir.

Dans d'autres cas, les délabrements osseux sont plus considérables encore, le cartilage juxta-épiphysaire a été envahi, perforé ; l'articulation envahie, au milieu de phénomènes généraux très graves. Ici les phénomènes nécrotiques ont été plus étendus ainsi qu'en témoigne l'élimination de séquestres volumineux la présence de fistules et de décollements multiples. Néanmoins des semaines se passent avant que la solution de continuité ne se produise, et pendant ce temps, la fièvre, l'intoxication continue par résorption de produits toxiques microbiens ont altéré l'état général du malade et en ont compromis la résistance. Nous reviendrons du reste sur ces considérations dans l'étude du pronostic de ces fractures.

La fracture spontanée ostéomyélitiquée peut encore se présenter dans d'autres conditions.

Il peut s'agir, en effet, d'un malade qui a présenté autrefois une ou plusieurs attaques d'ostéomyélite aiguë séparées par des phases de calme ou d'atténuation des symptômes locaux et généraux avec persistance d'une fistule incomplètement fermée depuis la première poussée et qui traduit la présence persistante du microbe pathogène de l'attaque aiguë. Telle est « l'ostéomyélite prolongée consécutive à l'ostéomyélite aiguë ». Le microbe susceptible de rester latent pendant une période indéterminée, constitue une menace constante, et avec l'hyperostose, l'abcès osseux, la nécrose peut envahir un segment diaphysaire d'où *fracture spontanée.* Dans ces conditions la fracture spontanée ne présente rien, de particulièrement remarquable, et les considérations étiologiques symptômatiques lui sont communes avec la variété suivante.

Dans l' «ostéomyélite chronique d'emblée » la *fracture spontanée* se montre au milieu d'un tableau symptômatique moins expressif encore. Il s'agit d'un malade qui, depuis plusieurs années, a présenté des douleurs diffuses le long d'une diaphyse, et d'intensité variable; la palpation attentive de la diaphyse (surtout quand elle facilement accessible) dénote une augmentation de volume très remarquable de l'os. — L'état général a toujours été indemne.

A l'occasion d'un mouvement, d'un faux pas, d'une simple contraction musculaire, la fracture se produit. Dans ces conditions l'embarras du clinicien peut être grand: dans *l'Ostéosarcôme* en effet, on trouve également la douleur, le gonflement osseux; et la fracture spontanée l'accompagne si volontiers qu'elle le met quelquefois sur le chemin du diagnostic. Au reste, cette erreur a été commise par les chirurgiens les plus éminents. Si les trois symptômes précédemment énumérés appartiennent à l'ostéosarconne on peut dire que la lenteur remarquable de l'évolution du mal, l'atténuation des douleurs par le repos, la forme du gonflement qui est celle de l'os, sa consistance uniformément dure, son siège diaphysaire sont caractéristiques de l'ostéomyélite chronique d'emblée. Quelquefois même on pourra sentir des stalactites osseuses sur l'os périostique. Nous reviendrons d'ailleurs sur cette question quand nous

nous occuperons du diagnostic causal et du traitement.

D'une façon générale on peut dire que la fracture qui s'observe au niveau d'un os atteint d'ostéomyélite revêt une prédilection particulière pour la diaphyse et principalement encore en son 1/3 supérieur ou inférieur.

Les os fracturés sont, par ordre de fréquence, le femur, le tibia, l'humérus, etc.

La fracture envisagée au point de vue de ses symptômes particuliers ne présente rien de bien caractéristique. Nous avons vu que la fracture était de toutes les formes de l'ostéomyélite, on peut dire également qu'elle est de toutes les phases, quoiqu'elle soit plus fréquente dans la période de convalescence des formes aiguës. Les chirurgiens ne l'ont pas jugée digne de former une étape et de constituer une transition entre deux périodes de l'évolution morbide.

Quoiqu'il en soit, a la suite d'une simple contraction musculaire, d'un mouvement minime, ou sous l'influence d'un mouvement purement passif d'élévation la diaphyse d'un os long, du fémur le plus souvent se rompt : *une fracture spontanée* est produite.

Le malade peut percevoir un craquement plus ou moins léger au moment de l'accident, c'est exceptionnel. Le plus souvent, celui qui fait le pansement interprête le premier la déviation du membre fracturé et la mobilité anormale, Les symptômes fonctionnels sont très peu marqués. S'il y avait avant l'accident diminution de la puissance fonctionnelle du membre, elle devient tout à fait nulle.

L'indolence absolue manque rarement, c'est un des phénomènes les plus remarquables, commun du reste avec les autres variétés de fractures pathologiques. On peut agiter, mobiliser le membre sans réveiller la moindre douleur, c'est un véritable membre de polichinelle.

La crépitation peut exister dans certains cas : elle n'est pas constante.

Leur expression clinique est tellement silencieuse qu'elles ont constitué quelquefois une trouvaille d'autopsie. Dans d'autres cas c'est retrospectivement que l'on a pu reconnaître une fracture spontanée et réformer par les signes quelle présente un diagnostic primitivement erroné.

Evolution. Pronostic.

L'évolution et partant le pronostic de la fracture et de l'affection qui lui a donné lieu sont intimement liés aux lésions locales. On peut se demander quelle est la destinée d'une pareille fracture, et d'autre part on peut envisager les conséquences, de cette même fracture au point de vue de l'évolution de l'ostéomyélite. Lorsque, dans certains cas rares, la fracture s'est produite dans une portion d'os sec, elle est susceptible de consolidation, mais ce n'est pas une règle absolue tant s'en faut. « Cette catégorie de frac-« tures, quoique souvent accompagnée de sequestres peut « se consolider en quelques semaines (*cas de Berger*, *Pic-« qué*) ou bien elle nécessite une immobilisation de sept à « huit mois. » (*Traité de Chirurgie.* Le Dentu et Delbet. Art. Ostéomyélite).

Ollier a fait observer que dans ces cas favorables le raccourcissement était compensé en partie quelquefois par l'irritation indirecte du cartilage de conjugaison, d'où production plus abondante de tissu osseux et allongement compensateur.

Si la fracture se produit au niveau d'un foyer suppuratif osseux ou périosseux, le pronostic sera de prime abord moins favorable. En effet les deux extrémités osseuses plongeant dans ce foyer augmentent très notablement l'absorption sanguine des produits toximicrobiens et favorisent le développement de l'infection purulente observée dans un certain nombre de cas. Le malade paraîtrait donc *à priori* voué à une mort certaine, ces conditions réalisant, si l'on peut s'exprimer ainsi, un ideal de fracture compliquée.

La plupart des observations nous montrent qu'en réalité les phénomènes locaux et généraux sont assez peu influencés par l'apparition de la fracture. La température monte légèrement si elle n'existait pas auparavant, ou bien elle reste élevée si l'ostéomyélite évolue sous la forme aiguë. La raison en réside peut-être dans la minceur de la coque de tissu sain qui s'est rompue.

On peut se demander maintenant, en se plaçant à un autro point de vue, purement hypothétique, si la solution de continuité ne vient pas remplacer la trépanation de l'os malade et suppuré. Aubry soutient cét argument dans sa thèse : « Lorsque sur un os, tout le canal médullaire est « rempli de pus, cherchant à se créer une issue au dehors, « une fracture n'a-t-elle pas pour effet de faciliter son « écoulement? Une fracture ne produira-t-elle pas ce que « l'on cherche à obtenir par l'application de couronnes de « trépan, c'est-à-dire l'évacuation du pus? »

Il ne vient aujourd'hui à l'esprit d'aucun chirurgien

d'interpréter une fracture spontanée ostéomyélitique comme un mode de guérisou spontanée d'un abcès osseux.

Il nous semble qu'elle serait en pareil cas beaucoup plus souvent observée. D'autre part, si l'évacuation du pus pouvait constituer, le but poursuivi par une nature prévoyante, par une réaction défensive de l'organisme, il serait souhaitable que l'integrité du squelette fut respectée, une désintégration osseuse minime, pariétale, étant largement suffisante. Dans aucune observation, la *fracture spontanée* n'a enfin été suivie d'une sédation des symptômes de l'ostéomyélite aigue. Il nous semble donc rationel de conclure, contrairement à Aubry et à Kaufmann qui partage les mêmes idées que l'événement est plutôt fâcheux. Le pronostic sera moins sombre si l'ostéomyélite est limitée à la seule diaphyse de l'os malade, si elle n'a pas déjà envahi les extrémités, si elle a respecté les articulations voisines, si en un mot elle n'est qu'une lésion locale. Le pus pourra, en effet, s'écouler librement au dehors à la faveur d'une incision profonde. Il ne stagnera plus dans la cavité médullaire, ni dans les différents canaux de l'os; les produits putrides pourront être moins facilement absorbés et déterminer moins aisément par leur passage dans la circulation l'infection purulente.

Mais il arrive souvent que l'affection ne se bornant pas au corps de l'os, se développe rapidement à ses extrémités dont le tissu spongieux est facilement attaquable, et donne lieu à des arthrites purulentes presque toujours mortelles. Outre cette extension de l'inflammation à un os tout entier et aux articulations voisines, l'ostéomyélite envahit en même temps d'autres os et semble se généraliser. On n'a plus affaire, alors, à une maladie locale, dont l'action se concentre sur un seul os, et l'on se trouve en présence d'une affection générale à terminaison presque toujours mortelle. Dans ces cas l'évacuation du pus par la solution de continuité ne diminue pas les chances de mort. Les phénomènes généraux ne s'amenderont nullement et tôt ou tard le malade sera emporté par l'infection purulente ou quelque autre complication non moins redoutable.

L'état général, la résistance individuelle du sujet, ses tares particulières devront entrer en ligne de compte dans l'appréciation d'une complication d'un état infectieux.

En résumé la fracture spontanée pourra :

1° se consolider en quelques semaines;

2° se consolider en quelques mois;

3° ne pas se consolider (*pseudarthrose*);

4° aboutir immédiatement à des phénomènes septico-pyohémiques menaçant la vie du malade;

5° modifier peu un état général médiocre (fièvre rémittente) et un état local mauvais (suppuration abondante, clapiers, fistules) permettant de redouter des complications d'ordre général à un intervalle plus ou moins rapproché et ne laissant rien espérer au point de vue consolidation.

Diagnostic

Lorsqu'on se trouvera en présence d'un malade chez lequel le diagnostic d'ostéomyélite infectieuse aura été nettement posé par l'ensemble des signes locaux et généraux de cette affection, la réunion de plusieurs des symptômes que nous avons étudiés suffira pour faire le diagnostic de *fracture spontanée.*

Ceux-ci ne diffèrent guère en effet de ceux des fractures par causes traumatiques ; la crépitation, l'impuissance du membre, la mobilité anormale au niveau du point fracturé, la déformation et le raccourcissement du membre, sont autant de caractères dont il est inutile de refaire l'analyse. Bornons-nous à ajouter que la fracture se sera le plus souvent produite à l'insu du malade et sans occasionner la moindre douleur. C'est tout au plus si celle-ci présentera un certain degré d'acuité lorsqu'on fera mouvoir les deux fragments.

Enfin, la présence de trajets fistuleux fera reconnaître

d'ordinaire l'existence d'une nécrose au foyer de la fracture.

Le diagnostic ne pourrait être hésitant qu'avec deux complications capables de survenir du même titre dans le cours de l'ostéomyélite : nous voulons parler de la séparation des diaphyses et des décollements épiphysaires.

Le diagnostic des *Décollements épiphysaires* est très important à faire, car leur pronostic est bien différent de celui des fractures spontanées.

Si la solution de continuité siège au milieu de l'os, il n'y a pas de doute possible pour la fracture. Mais, la lésion peut être assez rapprochée de l'articulation, pour que le diagnostic soit difficile.

Et d'abord, la crépitation est différente dans le décollement, où le cartilage qui recouvre les deux surfaces amortit les frottements, à moins qu'il ne soit totalement détruit par la suppuration. D'autre part, au-delà de 25 ans, lorsque le sujet est arrivé à son complet développement, on peut exclure l'hypothèse d'un décollement.

Enfin, dans le décollement, l'articulation devient le siège d'une déformation plus ou moins considérable, d'un gonflement douloureux et d'un épanchement, signes probables d'une arthrite suppurée. Au contraire, l'articulation voisine d'une fracture reste le plus souvent indemne.

La présomption s'entourera de plus grandes probabilités, si le membre prend une attitude nouvelle inexplicable avec les rapports normaux des surfaces articulaires. Mais pour acquérir la certitude, il est nécessaire, explorant la continuité de l'os de rencontrer une mobilité anormale dans l'épiphyse, au lieu même du cartilage conjugal.

Les décollements épiphysaires sont d'ailleurs beaucoup plus rares qu'on ne le croit généralement. Dans la plupart des cas, la séparation ne s'effectue pas à proprement parler, et la destruction du cartilage conjugal ne permet qu'un jeu des deux parties, sans désunion absolue. Le décollement épiphysaire s'accompagnant généralement d'arthrite suppurée, les malades meurent, ou on leur impose le sacrifice du membre, avant qu'un décollement complet se soit produit (Lannelongue).

La Séparation des diaphyses pourrait être confondue peut-être avec les fractures spontanées. Elle siège en effet plus bas, existe très souvent sans arthrite et ne se produit ordinairement que dans le cours du second mois, au milieu des désordres qui relèvent de la suppuration.

On peut constater de la mobilité anormale, une saillie de la diaphyse en quelque point du membre et une attitude pathologique bien spéciale, autant de caractères que Klose atiribuait aux decollements épiphysaires,

Comme l'a bien montré M. Lannelongue, l'os interrompu dans sa continuité ne soutient plus le membre, qui, obéissant à la pesanteur et à l'*action musculaire* prend une attitude variable avec chaque région. C'est ainsi que dans la séparation de l'extrémité inférieure du fémur, la diaphyse se porte habituellement en dedans vers le condyle interne, et le membre tend à se placer dans l'adduction. En haut, au contraire l'extrémité séparée se porte en dehors.

Au niveau de l'extrémité supérieure du tibia, le fragment inférieur se porte en arrière et se place dans la rotation en dehors ; la jambe est raccourcie, le diamètre antéro-postérieur du genou augmente. Ces changements d'attitude troublent profondément la physionomie des parties et peuvent faire croire à une *luxation*. Ils s'accompagnent toujours demobilité anormale et de crépitation.

Quoi qu'il en soit, les fractures spontanées seront en général, faciles à reconnaître par l'ensemble des caractères que nous leur avons assignés.

Dans des cas plus rares, le chirurgien pourra se trouver en présence de malades atteints de fractures spontanées, sans pouvoir retrouver nettement les traces d'une ostéomyélite, soit par insuffisance de renseignements précis, soit qu'il s'agisse d'ostéomyélites très anciennes ou d'ostéomyélites chroniques d'emblée, où l'orage maintenant apaisé a cependant laissé dans la profondeur de l'os, des séquestres, des foyers de nécrose, d'ostéite raréfiante qui rendent le membre très fragile. Des fractures spontanées surviennent aisément ici, même à titre de premier symptôme. (cas de Berger, de Morrant Baker).

C'est alors qu'on pourra se heurter à de très réelles difficultés pour établir le diagnostic de la cause de la fracture spontanée.

La recherche minutieuse des antécédents, l'interrogatoire du malade, amenant la découverte d'une maladie aiguë pendant la croissance, permettront de rapporter la fracture spontanée à une ostéomyélite prolongée. Des douleurs survenant à intervalles plus ou moins éloignés (ostéite névralgiqué), des hyperostoses totales ou partielles des fistules taries ou en évolution, les déformations du membre serviront encore à rattacher la *fracture spontanée* à sa véritable cause.

Ce sont surtout les ostéites *tuberculeuses*, *syphilitiques*, *l'ostéosarcome*, qui, capables aussi de produire des fractures spontanées, prêteront à confusion.

Outre qu'il est rare de voir *la tuberculose* s'installer sur la diaphyse des os longs, les antécédents du malade, la différence plus considérable des douleurs, leur localisation plus éloignée de l'articulation, l'empâtement moindre des parties molles, permettront de rattacher la fracture à l'ostéo-myélite. Il n'en est pas moins vrai que chez les tuberculeux, sans aucune lésion bacillaire de l'os, la fracture spontanée peut survenir, par suite des déperditions notables de phosphates, et de la dégénérescence graisseuse des os, qui relèvent de la cachexie tuberculeuse, et diminuent notablement la résistance des os. (Bousquet et Ricard).

Quant aux fractures qui résultent de *la syphilis*, et qui résultent ordinairement des gommes des os, dont la décalcification est un fait à peu près constant, on les rapportera à leur véritable cause par la recherche des antécédents spécifiques, des douleurs ostéocopes, du gonflement ordinairement indolore à la pression. Le traitement jugera définitivement la question. Il faudra toujours penser chez les enfants aux fractures spontanées de la *syphilis héréditaire*, qui simulent des décollements épiphysaires et s'accompagnent de symptômes de pseudo-paralysie.

La fracture spontanée appartient aussi à *l'ostéo-sarcome*, comme la douleur, le gonflement osseux. (J. L. Petit, Malgaigne, Gürlt, Gosselin). Dans le sarcome périostique ou la tumeur a toujours précédé la fracture, les difficultés de diagnostic sont nulles. Il n'en est pas de même pour le sarcome central, ou la fracture a pu se produire, sans aucun signe extérieur de l'affection causale. Ici, les douleurs sont térébrantes, ne s'atténuent pas par le repos, comme dans l'ostéo-myélite, le gonflement de l'os revêt une forme spéciale (en gigot), l'évolution est rapide. On sera autorisé dans certains cas à pratiquer une trépanation exploratrice. Enfin, le siège de l'affection primitive : sein, estomac, maxillaires, etc., servira encore au diagnostic.

Nous n'avons pas pour but de passer en revue toutes les causes de fractures spontanées, capables d'être très rarement confondues avec l'ostéomyélite. Disons cependant que le Rachitisme, l'ostéo-malacie, les kystes hydatiques des os, le diabète sucré, l'ataxie locomotrice, les atrophies musculaires progressives, etc, sont autant de causes de fractures spontanées, auxquelles il faudra penser dans les cas douteux et difficiles.

Traitement.

Quelle conduite doit tenir le chirurgien qui dans le cours d'une ostéomyélite se trouve en présence d'une fracture ? Doit-il amputer ? Doit-il s'en tenir à la simple expectation ?

Nous ne sommes plus au temps où une amputation de cuisse ou de bras était considérée comme une opération souvent mortelle, prônée seulement contre les cas désespérés. Nous apprécions aujourd'hui a son juste degré la gravité d'une amputation correctement faite; il nous est donc possible, observations en main, d'apprécier la valeur d'une pareille intervention dans les cas variés qui nous occupent.

Examinons d'abord dans quels cas l'amputation fut pratiquée autrefois.

Sur une de ses malades, et dans un pareil cas, M. Verneuil pratiqua la désarticulation de l'épaule. Il fut reconnu à la dissection du membre que l'amputation dans la continuité aurait été une mauvaise opération, puisque l'on trouva du pus jusque dans la tête humérale.

Dans la thèse de Salès (Paris) 1871) nous trouvons l'observation d'un malade de Verneuil, qui subit la désarticulation coxofémorale. La partie supérieure du canal médullaire ne contenait pas de collection purulente, mais cette extrémité était hyperhémiée. Cette congestion indiquait un commencement de travail phlegmasique, une réaction de de tous les tissus de l'os contre l'infection et si l'on avait porté le couteau à cet endroit, l'os aurait suppuré et il aurait fallu pratiquer la désarticulation secondairement. La désarticulation était d'autant plus indiquée dans ce cas que la solution de continuité osseuse siégeait au voisinage du cartilage juxta-épiphysaire supérieur du fémur.

Aubry rapporte dans sa thèse l'observation d'une malade chez laquelle l'aggravation de l'état général imposa l'amputation :

« En présence d'un cas de ce genre, M. Bœckel se « demande si une amputation ne serait pas indiquée ; la « malade pourrait être guérie en deux mois, tandis qu'en « laissant marcher les choses on ne peut non seulement « prévoir le terme de la guérison, mais encore la lui assu- « rer. L'opération est faite par le procédé à lambeau anté- « rieur aussi rapproché que possible du genou (Aubry) ». A l'autopsie du membre amputé on observa sur le fémur les lésions suivantes :

« Le fémur a une couleur rouge lie-de-vin. Son épi- « physe inférieure est détachée en partie et le moindre « effort suffirait pour la séparer. Elle est ramollie, friable, « se laisse facilement traverser par le scalpel, la plus légère « pression en fait suinter un pus mêlé à du sang. »

Horteloup (*in Bulletin de la Société de Chirurgie* 1871 rapporte l'observation d'un de ses malades qui fut amputé de la jambe.

La scie fut portée jusqu'aux tubérosités du tibia, de crainte qu'en faisant l'amputation au lieu d'élection, on ne tombât sur un tissu malade.

Sur ces cinq amputations il y eut 2 guérisons et une mort. Quant aux malades de Boeckel et Horteloup, les observations ne mentionnent pas si l'issue fut heureuse ou funeste.

Remarquons que 4 fois l'on a eu recours à la désarticulation, et non à l'amputation dans la continuité.

Les deux opérés de M. le Dr Schwartz, amputés de cuisse, ont tous deux parfaitement guéri ; dans un cas il s'agissait d'ostéomyélite chronique, dans l'autre d'ostéomyélite aiguë.

Arrivons maintenant à la discussion des différents cas cliniques en face desquels on peut être appelé à prendre une détermination. Supposons un individu atteint d'ostéomyélite aiguë évoluant depuis plusieurs semaines déjà. Il y a eu trépanation, et cependant la température n'est pas complètement tombée, des fusées purulentes se sont produites autour du foyer, disséminant l'infection ; brusquement une fracture se produit. Que pouvons-nous attendre d'un os mince, placé dans un pareil foyer. D'autre part, à quel danger ne nous exposons-nous pas si nous attendons que la résorption des produits toxi-microbiens soit suffisante pour amener la fièvre septico-pyohémique ? Il n'y a pas d'hésitation possible, l'amputation est absolument indiquée, et sans retard Le mauvais état général du malade, sa prostration ne sont pas une contre-indication. Quelques injections de sérum que l'on pourra commencer avant ou pendant l'opération seront un utile adjuvant. Lorsque l'on voudra ménager les tissus en raison des dimensions du foyer, quand on ne sera pas bien certain d'amputer en tissu absolument sain (nous parlons bien entendu des parties molles) on aura la ressource de ne pas réunir les lambeaux, de bourrer le moignon de gaze, et d'attendre le bourgeonnement franc de la plaie pour favoriser la réunion. C'est la conduite qu'à tenue M. le Dr Riche dans une des observations que nous rapportons. Il ne viendra à l'idée d'aucun chirurgien de préférer, en pareil cas, la désarticulation aseptique.

L'observation d'un opéré de Verneuil est instructive au sujet du danger de l'expectative dans un pareil cas : Ce malade présentait déjà, quelques jours avant sa fracture, des symptômes généraux graves. Le pouls était fréquent, l'appétit nul, le délire incessant; quand son fémur se brisa, le 19 mai, ces symptômes, loin de s'améliorer, présentèrent une recrudescence notable. La désarticulation fut pratiquée après 4 jours d'attente, au milieu d'un état général plus mauvais encore. L'opération fut faite avec le galvano-cautère ; malgré cela le malade perdit beaucoup de sang et fut pris à la fin d'une syncope mortelle.

Dans les cas exceptionnellement rares où la frature spontanée est suivie d'une amélioration des symptômes infectieux, il faut encore recourir à l'amputation. Car le pus épanché dans les tissus, dissèque les muscles, stagne dans les clapiers, fait réapparaître la température si elle est tombée, et menace à plus ou moins longue échéance d'emporter le malade par cachexie ou infection purulente.

Ajoutons qu'un pareil milieu est impropre au développement d'un cal.

L'amputation supprime les foyers d'infection et ne laisse subsister que l'os sain. La guérison est ainsi réalisée rapidement même si la réunion est secondaire.

Donc les symptômes généraux d'une part, l'étendue de la suppuration, le caractère aigu de l'évolution de l'ostéomyélite non seulement légitiment mais indiquent formellement l'amputation. L'expectative ne pourrait être observée pendant quelques jours que si la fièvre étant nulle, les chances d'infection purulente se trouvaient écartées. Mais ce serait en vue d'un bénéfice purement hypothétique.

Si au cours de l'amputation on ouvre le foyer de fracture, on se contentera d'une réunion secondaire.

Quelle sont les *contre-indications* ?

Citons tout d'abord la généralisation de l'ostéomyélite, ce que Chassaignac appelait le « typhus des membres ». Il est clair que dans ces conditions on ne tirera aucun bénéfice d'une opération qui est complètement inutile. L'affection n'en aura pas moins une marche euvahissante et le malade mourra tôt ou tard par suite des progrès de l'ostéomyélite. L'infection purulente une fois établie est aussi une contre-indication pour certains chirurgiens. Kaufmann se prononce nettement dans ce sens, sous l'inspiration de M. Desprès. Il nous semble que sauf dans les cas extrêmes, avec l'aide du sérum, nous pouvons tenter une intervention qui peut arracher le malade à la mort.

La résection ne semble jamais indiquée en pareil cas.

Examinons maintenant les circonstances qui permettront de s'en tenir à la simple expectative.

D'abord chez les enfants la chirurgie conservatrice est préférable. Sur 4 faits rapportés par Aubry il y eut 3 succès. Chez l'aldulte il est plus difficile d'établir une règle. Pour un cas unique ou la consolidation a eu lieu au milieu d'un foyer suppuratif étendu (cas de Desprès), on en trouverait plusieurs autres où les phénomènes généraux, l'étendue de la suppuration ne permettent pas d'espérer la consolidation, ces deux termes étant seuls capables de créer une indication précise et immédiate. S'il s'agit d'une ostéomyélite prolon-longée ou chronique, évoluant sans fièvre, si la température ne monte pas sensiblement les jours suivants, et qu'on n'observe pas de recrudescence de l'infection locale, on peut attendre en immobilisant le malade dans un appareil plâtré et ne négligeant rien, pour faciliter l'écoulement du pus, s'il y en a, par des débridements larges.

Observations.

Observation I (Inédite)

recueillie dans le service de M. le Dr Schwartz.

Ostéomyélite aigue de l'extrémité inférieure du femur. — Lymphangite profonde. — Arthrite suppurée du genou. — Fracture spontanée. — Amputation de cuisse. — Guérison.

Le nommé C..., 28 ans, chauffeur d'automobile, entre à l'hôpital Cochin, dans le service de M. le Dr Chauffard, le 6 février 1903. On ne note rien de particulier dans les antécédents héréditaires et personnels.

Il y a un mois, il a présenté une légère ulcération du dos du pied droit, suivie d'une lymphangite de voisinage et d'adénite inguinal. Tout est rentré dans l'ordre au bout de quelques jours sous l'influence de quelques pansements humides.

Huit jours après le malade est pris un soir de frissons intenses répétés et bientôt de céphalée avec courbature, anorexie absolue, insomnie et douleur vive le long de la jambe et de la cuisse droite.

A l'examen on est frappé de l'altération de l'état général notablement déprimé, avec faciès tiré. La langue est sèche, rosée à l'extrémité, il y a un léger gargouillement dans la fosse iliaque droite. Pas de matité splénique ni de taches rosées. Pouls 110. Temps, 39°8.

Douleur spontanée à l'extension du membre inférieur droit. A la palpation, cordon induré, flexueux, douloureux et superficiel sur la face interne du tibia, avec point douloureux très accusé au niveau du cartilage juxta-épiphysaire inférieur du fémur, particulièrement en dedans.

Il existe des ganglions inguinaux douloureux. Devant cet état infectieux mal caractérisé, on applique au malade des enveloppements humides.

Le lendemain, état stationnaire. Légère quantité de liquide dans le genou. Choc rotulien. Séro-diagnostic négatif.

Bientôt la douleur se localise exclusivement au cartilage juxta-épiphysaire inférieur.

Le 10, passage en chirurgie dans le service de M. le Dr Schwartz.

Le malade est examiné M. Schwartz pose nettement le diagnostic d'*ostéomyélite aiguë avec abcès osseux* et une intervention immédiate est décidée et confiée à M. le Dr Riche assistant. Incision longitudinale sur la face interne de la cuisse. Découverte de l'extrémité inférieure du fémur. On ne trouve aucun foyer sous-périostique, aucun joint dénudé. Le périoste est absolument intact. Néanmoins, un coup de sonde cannelée donne issue à quelques gouttelettes de pus crémeux paraissant provenir d'un foyer minuscule de lymphangite profond. Drainage après lavage à l'eau oxygénée.

Les jours suivants, la température reste élevée. Des décollements successifs se produisent exigeant l'ablation précoce des points de suture.

L'arthrite de voisinage se confirme, l'épanchement augmente, le malade en souffre et la température reste élevée.

Une ponction exploratrice donne un liquide louche.

On pratique l'arthrotomie d'urgence, 7 jours après la première intervention. Incision bilatérale de la synoviale, évacuation d'un liquide citrin sans dépôt. Drainage.

La température baisse un peu (39°2 le soir, 38 le matin) et commence à emprunter le type oscillant. Les jours suivants, c'est la fièvre à grands coups d'archet, 39°4 le soir, 37° le matin.

M. Schwartz pratique avec soin l'auscultation des poumons et trouve un foyer d'induration au sommet du poumon droit (respiration soufflante), peut-être s'agit-il d'un foyer de ramollissement.

L'articulation s'infecte et le liquide fourni par les drains devient franchement purulent. Des fusées purulentes dissèquent les divers faisceaux du quadriceps, établissant une communication entre le foyer primitif et le foyer articulaire, et nécessitant une contre-ouverture. L'articulation est plus largement drainée. La température vespérale baisse consécutivement mais pour remonter une semaine après et reprendre le type oscillatoire régulier après une ascension progressive.

L'état du poumon reste stationnaire et insuffisant pour motiver ces faits. Les phénomènes suppuratifs prennent cependant de l'extension, des fusées dissèquent le quadriceps, malgré des lavages quotidiens, le drainage large, les contre-ouvertures dans les points déclives.

L'état général est toujours très affecté. Le faciès est pâle, anémié. Les phénomènes fébriles qui apparaissent vers le soir, persistent la nuit et sont suivis d'une sudation abondante ôtant au malade tout repos. Inappétence presque complète.

Le 18 mars au moment où l'on élève la gouttière pour faire le pansement, le malade fait un mouvement un peu brusque et se fracture le fémur au niveau du 1/3 moyen.

L'amputation est décidée et pratiquée le 21 mars par M. Riche.

On trouve des muscles grisâtres, infectés, dégénérés, autour d'un vaste foyer. Le fémur au milieu de la fracture presente de nombreuses esquilles longues et irrégulières d'apparence nécrotique et baignant dans le foyer purulent. Elle sont friables et cèdent sous la pression. Il faut remonter à l'union du 1/3 supérieur et du 1/3 moyen pour trouver de l'os à peu près sain. C'est au voisinage de ce foyer de fracture que paraît se trouver également le maximum de lésions des parties molles.

En raison de l'étendue et de la nature de ces lésions, l'hémostase étant obtenue on bourre le moignon de gaz iodoformée et on panse à plat sans rapprocher les lambeaux. On fait seulement 3 ou 4 points de suture latéraux au crin de Florence.

Pansements successifs quotidiens, lavage à l'eau oxygénée. La suppuration diminue, la cicatrisation commence.

La température garde encore le type remittent, oscillant, néanmoins, les poussées deviennent plus rares. Le 21 avril, le malade fait une brusque ascension à 40°. On constate au niveau de la pointe de l'omoplate droit, exactement dans la région antérieurement indurée, un foyer de broncho-pneumonie.

La veille on avait instituée une série de piqures de cacodylate de soude qui fut continuée 8 jours. La tuméfaction s'arrête assez brusquement à 39°5, pour y rester deux jours. Une défervescence en lysis se produit et la température tombe à la normale pour y rester définitivement.

Le moignon se cicatrise. En juin l'état général et local est assez bien pour que le malade puisse quitter l'hôpital.

Cette observation est intéressante à plusieurs points de vue : tout d'abord les lésions locales et surtout les lésions osseuses ont paru insuffisantes pour motiver la marche de la température qui est restée si longtemps élevée malgré les interventions multiples. L'ostéomyélite nous a paru masquée jusqu'à un certain point par des phénomènes de suppuration des parties molles voisines, et surtout par l'arthrite suppurée ; et cependant les lésions osseuses se faisaient sourdement, pendant ce temps remontaient de 15 cm. au-dessus du cartilage diaphyso-épiphysaire inférieur pour aboutir à une fracture spontanée qui révéla brusquement la nature intime du processus pathologique restée obscure jusque-là malgré la netteté du début.

Observation II (Inédite)

recueillie dans le service de M. le Dr Schwartz

Osteomyélite chronique du fémur. — Fracture spontanée. — Amputation. — Guérison.

Le nommé C..., 43 ans, employé, entre le 13 octobre 1902 salle Demarquay, lit n° 9. Son père est mort d'une affection hépatique à 69 ans. Sa mère est morte goutteuse à 59 ans. Il a eu quatre frères morts en bas-âge, l'un à 3 ans du croup.

Il est d'une constitution très chétive. A 10 ans (avril 1870) à la suite d'une fièvre scarlatine il a présenté des phénomènes d'ostéomyélite aiguë au niveau de l'extrémité inférieure de la diaphyse fémorale du côté gauche. Douleur très vive, gonflement de la région. Trois incisions laissent échapper une quantité considérable de pus. La cicatrisation s'est faite complètement au bout de 4 mois. La marche était alors pénible, possible seulement avec des béquilles, la raideur articulaire du genou empêchait la flexion complète, la cuisse était trés notablement atrophiée.

Durant 6 ans environ, un orifice fistuleux laissant échapper un peu de sérosité purulente, a persisté au niveau de la premiere incision. Aucun phénomène de retention, aucune poussée inflammatoire n'interrompt cette longue période de calme. Pas de douleurs, pas de phénomènes articulaires. L'orifice se ferme spontanément vers 1877. Le malade a 17 ans, à cette époque, il est en très bonne santé, ne toussant jamais.

En 1878, il se forme toujours au niveau du même cartilage de conjugaison mais du côté externe un abcès volumineux avec suppuration qui s'établit chroniquement, persiste un an environ et immobilise le malade pendant ce laps de temps. Amaigrissement du sujet, bien que conservation d'une bonne santé relative, Depuis cette époque, séries de poussées avec abcès s'évacuant en 1 ou 2 mois avec intervalles de 2, 4 et 7 ans.

En dehors de ces poussées, la marche est facile, l'état général bon jusqu'en 1901.

A cette époque, le malade se sent plus faible, tousse un peu. Pas d'hémoptysie. Il mange peu. Amaigrissement.

En juillet 1902, la suppuration s'installe de nouveau. Diffusion de la collection purulente en arrière de la cuisse, qui s'ouvre à ce niveau.

Le malade alité sent un craquement se produire dans sa cuisse après un mouvement insignifiant, suivi de déviation de la cuisse avec déformation angulaire du côté externe et impotence fonctionnelle absolue.

En somme fracture spontanée de la diaphyse (14 octobre 1902).

Le malade est affaibli, anémié, son teint est terreux, son faciès amaigri.

On note peu de réaction inflammatoire du côté de la cuisse malade. C'est un membre de polichinelle remarquable par son indolence.

Pas de ganglions inguinaux. Rien d'autre du côté de l'appareil squelettique.

L'examen somatique révèle une légère diminution du murmure vésiculaire au sommet gauche en arrière.

On ne trouve rien au cœur, pas d'artéro sclérose. L'anoréxie est à peu près complète. Le foie indolent déborde de un travers de doigt le rebord des fausses côtes. Pas de glycosurie alimentaire.

Urines en quantité normale, ni sucre, ni albumine.

Légères poussées de température à 38°, 38°2. Ecoulement assez abondant de pus par la fistule. Indolence remarquable du membre fracturé.

Le 20, 6 jours après la fracture, on pratique l'amputation de cuisse au 1/3 supérieur.

Chloroforme : le fémur paraît sain au niveau du trait de fracture. Pansement ouaté compressif. 2 pinces à demeure.

Le 12. — Abattement, hypothermie, vomissements pendant la journée, calmés la nuit par la morphine.

Assez bon état général. Pouls fort, régulier, plus fréquent. Bon aspect du moignon. On enlève les pinces.

Le 26 octobre, 2e pansement, un peu d'odeur, suintement fort abondant, écoulement de sérosité sanguinolente. Température vespérale 38°5.

Drainage, pansements humides, lavages à l'eau oxygénée. Bon pouls, bon état général malgré le teint terreux. L'appétit revient.

Le 30, l'écoulement a diminué considérablement en même temps que s'achève la cicatrication. Drainage latéral et inférieur, lavages, pansements humides. La température baisse progressivement les jours suivants.

Le 15 novembre, malgré le bon état de la plaie, la disparition presque complète de la suppuration au niveau des deux orifices drainés, on relève les traces d'un léger état septicémique : faciès moins bon, très altéré, oscillations vespérales entre 38° et 38°2 sont de règle. Appétit et sommeil troublés ; parfois de légers frissons.

De temps en temps quelques douleurs à la pression à la partie externe du moignon.

Pas de rougeur, ni d'œdème, ni de fluctuation qui puissent aire songer à l'existence d'une collection.

Le 22 novembre, nouvelle intervention, large incision en vue d'établir un drainage ; pas de pus. Incision postérieure et supérieure.

Les fistules se ferment peu à peu. Lavages journaliers à l'eau oxygénée.

Le malade sort guéri le 30 décembre.

Examen du membre après amputation. — La fracture siège à 18 cm. environ du bord supérieur de la rotule. Le fragment supérieur, dirigé en dehors et en bas, vient faire saillie sous les téguments au 1/3 externe de la cuisse.

Cicatrice déprimée d'anciens trajets fistuleux siégeant à la région externe de la cuisse, au niveau de l'extrémité inférieure de la diaphyse à la région interne au même niveau et, enfin, à 10 cm. plus haut du même côté. Orifice fistuleux assez large, par où s'échappe du pus à la région postérieure de la cuisse en son 1/3 moyen.

La peau est adhérente au niveau du tissu cicatriciel fistuleux : tissu fibreux, très doux. Tissu graisseux sous-cutané, très développé.

La dissection des plans musculaires montre à la face antérieure : l'intégrité du couturier, l'atrophie des vastes, interne et externe, mais pas de dégénérescence appréciable.

Une incision longitudinale montre le droit antérieur complètement dégénéré, quelques-unes de ses fibres musculaires sont pâles, perdues dans une masse lardacée épaisse de 3 à 4 cm., très dure, partant de l'articulation et remontant jusqu'au foyer de fracture, adhérant intimement à l'os et faisant corps avec le périoste que l'on détache avec la masse dégénérée.

Les muscles des régions postéro-interne et externe sont à peu près intacts : atrophie. Pas d'abcès intra-musculaires.

Trajet fistuleux pénètre derrière le biceps faisant communiquer l'orifice postérieur avec le foyer de la fracture.

Le foyer de fracture est limité par une véritable gangue lardacée de surface irrégulière, sanieuse. La poche est remplie de pus sanieux avec débris de sang et séquestre. Elle a 10 cm. environ de longueur, 5 cm. de hauteur en moyenne.

Pas d'extension du pus vers la partie supérieure de la cuisse.

Observation III.

Verneuil. — Société de Chirurgie, 1863.

Mad... S..., 80 ans, se plaignait le 21 janvier d'une douleur vive occupant toute l'étendue du membre supérieur droit, depuis l'épaule jusqu'au bout des doigts, avec sensation de pesanteur et impossibilité des mouvements ; datant de la veille au soir, ces douleurs ont acquis de suite une assez grande intensité pour troubler le sommeil.

Le 30, après la visite, dans un moment de délire, la malade voulut sortir de son lit. A peine avait-elle les pieds à terre qu'elle glissa et retomba le coude appuyé sur le bord du lit.

Elle poussa un cri prétendant qu'elle avait le bras cassé. Le soir, l'interne de garde crut à deux reprises percevoir de la crépitation, mais il ne constata aucun signe de fracture.

31 *janvier*. — Nuit mauvaise ; l'examen du membre ne laisse aucun doute sur l'existence d'une fracture répondant au foyer de l'abcès.

La mobilité anormale surtout est très remarquée ; on était donc en présence d'une ostéomyélite concomitante, avec abcès central de l'humérus, nécrose partielle de la diaphyse et fracture du séquestre.

On fit la désarticulation du membre et voici ce que l'on trouva à la dissection :

Les deux bouts fracturés baignent dans le pus du foyer qui communique avec l'extérieur ; ils sont à peu près en contact et n'ont subi qu'un faible déplacement ; ils sont irréguliers, sans angles ni arêtes et diffèrent totalement par l'aspect vermoulu des extrémités, d'une fracture ordinaire ; ils sont dépouillés de périoste dans une étendue qui varie entre 2 et 3 cm.

Aux limites de la dénudation le périoste est encore appliqué sur l'os, mais il s'en détache facilement ; il est du reste épaissi, rougeâtre et friable jusqu'à une certaine distance du foyer (2 à 3 cm). Dans tout le reste de la diaphyse il ne présente pas d'altération appréciable, mais toutefois se décolle avec la plus grande facilité. Au niveau de la fracture, l'os en entier est profondément altéré ; à l'extérieur, il est grisâtre, rugueux et reconvert par une couche de productions osseuses d'un millimètre et plus d'épaisseur. En cherchant à mettre les fragments en coaptation complète, on constate sur la face postérieure de l'humérus une perte de substance arrondie, en d'autres termes, une perforation large de près d'un centimètre, qui fait communiquer la cavité médullaire de l'humérus avec le foyer périosseux.

Un petit séquestre flottant, du volume d'un noyau de cerise, obstrue incomplètement cette perforation : d'autres séquestres plus petits et libres sont mélangés au pus. La cavité médullaire est comblée par du tissu osseux, spongieux, vermoulu, friable et infiltré d'un pus sanguinolent, on dirait qu'à ce niveau les lamelles de la dyaphyse se sont dissociées et que les plus intimes sont rejetées en dedans pour obturer le canal médullaire qui de la sorte, en cas de guérison, aurait été divisé par un bouchon osseux néogène.

Au dessus et au dessous de ce bouchon, le canal médullaire est rempli par la moelle profondément altérée. La moelle, grisâtre et sanieuse au voisinage de la fracture, conserve plus bas sa coloration jaunâtre avec des taches ecchymotiques éparses. Mais on y remarque surtout deux collections purulentes de cinq à six millim. de diamètre, bien isolées l'une de l'autre et délimitées par une membrane molle et épaisse qui semble enkyster ce pus.

Les altérations sont plus avancées encore dans le fragment supérieur. Le canal médullaire est rempli d'un pus verdâtre strié de sang.

C'est un véritable abcès central de l'os qui communique toutefois avec le foyer extérieur par la perforation dont j'ai parlé. Plus haut la moelle est diffluente, d'un jaune rougeâtre sale, parsemée çà et là de foyers circonscrits pour la plupart.

Parmi ces foyers, on en remarque surtout trois ; l'un du volume d'une cerise rempli de pus crémeux, occupe tout le canal au niveau du col chirurgical, dans le point où quelques jours auparavant s'était manifestée une douleur vive très limitée ; les deux autres s'étaient creusé une loge arrondie au milieu du tissu spongieux de la tête de l'humérus.

Il ressort de ces détails anatomiques une interprétation très précise de la marche du mal, dont les phases ont été certainement les suivantes : ostéomyélite circonscrite, ostéite diaphysaire limitée, exsudations osseuses sous-périostiques et intramédullaires produites avant le passage de l'inflammation à la suppuration ; formation du pus, mortification de la portion d'os enflammé, perforation des parois de la diaphyse, nécrose parcellaire et terminale, cette dernière non encore limitée ; fracture spontanée sous l'influence d'un léger choc. Pendant que l'inflammation procédait ainsi à l'intérieur, le périoste s'enflammait de son côté et secrétait au début des ostéophytes ; puis enfin le pus se formait également sous sa face profonde et l'abcès sous-périostique se constituait.

Observation IX.

Horteloup. *Bulletin de la Société de Chirurgie* (1871).

Fracture spontanée du tibia consécutive à une ostéomyélite.

G... caporal, blessé le 25 mai 1871. Ce soldat était à genoux faisant le coup de feu quand il ressentit un violent coup à la jambe gauche. Il resta 14 jours dans une ambulance. Application de cataplasmes.

Le 8 *Juin* il fut évacué sur l'hôpital St-Antoine; l'interne de garde constata une plaie située un peu au-dessus du 1/3 inférieure de la jambe, elle avait la dimension d'une pièce de 5 francs et s'étendait sur la face interne du tibia. En arrière de cette plaie à 5 ou 6 cm. se trouvait l'orifice de sortie de la balle.

Le 25 *Juin* la plaie avait un aspect grisâtre, était un peu douloureuse, empâtement de la région, œdème du pied malgré le repos.

Le 26 *Juin*, débridement de l'orifice de sortie de la balle et contre ouverture que réclamait un décollement étendu.

27 *Juin* : la plaie située sur la face interne du tibia est blafarde œdématiée et présentait cet aspect des abcès osseux profonds. Tuméfaction de l'articulation tibio tatsienne. « En introduisant un stylet on arrivait jusqu'au bord interne du tendon d'Achille où je pratiquai une large ouverture ; je fis au niveau de la plaie forméepar l'entrée de la balle une incision qui arriva jusqu'au tibia. » Les jours suivants suppuration très abondante; pus rempli de gouttelettes huileuses.

Le 10 *Juillet* état général du malade mauvais, amaigrissement, nouveaux clapiers, suppuration très abondante. La plaie primitive située sur le tibia a beaucoup augmenté, elle est sèche noirâtre. —

Le 14 *Juillet*, je m'aperçois que le tibia est fracturé et que le malade n'en a aucun soupcon.

Le 17 *Juillet* on pratique l'amputation.

Dissection du membre.

Tout le périoste de l'extrémité inférieure est décollé par la suppuration, la surface osseuse est inégale, intlammée ; l'articulation tibio-tarsienne est remplie de pus, mais la synoviale est intacte.

Un trait de scie porté longitudinalement sur les deux fragments inférieurs et supérieurs du tibia permet de constater l'état du canal médullaire.

Toute la portion supérieure est à peu près normale.

L'os a sa consistance normale ; il est un peu plus injecté que d'ordinaire et la moelle est rouge dans sa moitié inférieure, mais il n'y a pas de pus au niveau de l'extrémité du fragment,

La partie inférieure du tibia, est, au contraire très malade ; elle est friable et se laisse écraser avec le scalpel ; le tissu osseux est raréfié, lamelleux ; le canal médullaire est rempli de pus et on retrouve dans le tissu du fragment inférieur le bout de sonde que l'on faisait pénétrer par l'ouverture de l'articulation.

Observation V (Résumée).

In thèse de Salès, Paris, 1871.

Abcès sous-périostique rhumatismal. — Ostéomyélite. — Fracture spontanée du fémur. — Désarticulation de la hanche. — Mort.

F. A..., fruitier, 15 ans.

Enre le 2 mai 1868.

Le 19 *mai*, M. Verneuil reconnaît. un peu au-dessus de l'union du condyle du fémur et de la diaphyse, une légère déformation. La palpation fait reconnaître de la mobilité, de la crépitation.

Douleurs peu vives à la pression.

La solution de continuité siège trop haut pour penser à un décollement épiphysaire. M. Verneuil ne doute plus d'une fracture spontanée de l'extrémité inférieure du fémur survenant à la suite d'ostéomyélite.

On fait la désarticulation de la hanche, le 23. Le malade meurt.

A l'autopsie du membre on trouve les lésions suivantes :

L'articulation du genou est indemne. L'extrémité inférieure du fragment supérieur fait saillie dans le cul de sac supérieur de la synoviale.

Au niveau de la fracture, il existe un foyer purulent plus étendu en arrière. Il remonte en avant jusqu'au 1/3 moyen du fémur.

Au-dessous la diaphyse, est complètement dénudée. C'est une véritable fracture et non un décollement épiphysaire.

Dans l'étendue du 1/3 moyen du fémur, sauf à la partie postérieure, l'os n'est pas dénudé ; mais le périoste a subi un travail inflammatoire aboutissant à la production d'ostéophytes en assez grande quantité.

Il y a 4 régions distinctes :

1° L'extrémité articulaire inférieure qui ne présente pas trace de lésions.

2° La partie de la diaphyse, immédiatement au-dessus qui présente d'abord l'extrémité supérieure du fragment inférieur, puis la solution de continuité, et enfin l'extrémité inférieure du fragment supérieur complètement dénudée jusqu'à l'union du 1/3 inférieur et du 1/3 moyen.

3° Le 1/3 moyen dans lequel le périoste est enflammé avec production d'ostéophytes, mais sans dénudation complète.

4° La plus grande partie du 1/3 supérieur et la tête de l'os où le périoste est resté normal.

L'os est scié dans sa longueur :

1° Il n'y a aucune altération profonde de l'extrémité articulaire, le cartilage est sain, de même l'os. La ligne diaphyso-épiphysaire est nette. A l'extrémité supérieure du fragment inférieur la portion médullaire est noirâtre, nécrosée, et la nécrose s'étend du centre de la circonférence au voisinage de la solution de continuité.

2° Dans toute la portion dénudée de l'extrémité inférieure du fragment supérieur, l'aspect de la zône centrale est le même que dans la partie supérieure du fragment inférieur. Il y a nécrose et on peut voir le décollement des lames internes de la substance osseuse qui entoure le canal médullaire. Enlre les 2 fragments : magma noirâtre due à la mortification de la substance spongieuse de l'os.

3° Dans la portion non dénudée, mais emflammée du fragment supérieur, la coupe présente l'aspect suivant :

Les trabécules qui s'entrecroisent dans le canal médullaire ne sont pas partout détruites, mais elles le sont d'autant plus qu'on se rapproche davantage de la partie inférieure.

Plus haut les trabécules sont mieux conservées et limitent des espaces remplis de pus.

L'altération des zones osseuses excentriques au canal va en diminuant à mesure qu'on s'élève. Dans le 1/3 moyen, on observe à la coupe, en allant du centre à la circonférence d'abord le canal médullaire et les couches voisines de la diaphyse, plus ou moins nécrosées ; puis la partie interne de la diaphyse ancienne qui tranche sur les parties voisines par sa couleur blanche, puis une troisième couche de formation nouvelle située entre la diaphyse ancienne et le périoste enflammé, presque aussi épaisse que la couche primitive, plus grise et un peu moins dense, puis enfin le périoste plus ou moins altéré.

4° Dans le 1/4 supérieur de l'os, c'est-à-dire dans la partie correspondant au périoste intact les parties centrales n'offrent pas trace de pus, les trabécules sont bien conservés.

Les parties excentriques sont normales. La tête de l'os est seule complètement intacte.

Observation VI

Marcano. — *In Bulletin de la Société anatomique de* 1874.

Ostéomyélite du fémur. Fracture spontanée.

P... 15 ans, entre le 26 février 1874 à la Pitié, service de M. Verneuil.

La maladie qui l'amène à l'hôpital commença le 17 janvier par des douleurs à l'extrémité inférieure du fémur gauche et fut d'abord prise par un médecin pour une attaque de rhumatisme articulaire. Malgré le traitement le mal fit des progrès et l'enfant dut entrer à l'hôpital.

A ce moment on constate : douleur et rougeur au niveau de la jointure, l'articulation est très enflée, œdématiée, mais il est impossible de dire s'il y a du pus ; fièvre intense. On passe un tube à drainage, il sort beaucoup de pus du foyer.

Depuis ce moment le malade commence à maigrir, à s'affaiblir et présente tous les symptômes de la septicémie. Enfin le 7 mars il meurt dans un état d'affaissement complet.

Autopsie : Infiltration purulente des 2/3 inférieurs de la cuisse. Fracture spontanée du fémur à son 1/3 inférieur; elle s'est très probablement produite quand on a transporté le sujet à l'amphithéâtre; en effet il n'y a pas de sang dans le foyer de fracture.

L'articulation du genou présente à sa partie postérieure une petite perforation communiquant avec le foyer : arthrite.

Les cartilages sont ulcérés par place, mais conservés dans leur totalité. Caillot obstruant la veine poplitée et remontant dans la veine fémorale.

En faisant une coupe longitudinale du fémur on constate que le cartilage épiphysaire est intact : le fémur est atteint d'ostéomyélite plus prononcée dans la substance spongieuse, qui par places est complètement résorbée et contient des collections purulentes. Ces altérations s'arrêtent au niveau du cartilage épiphysaire. Ce n'était donc pas une ostéite épiphysaire comme on l'avait cru pendant la vie.

Le périoste est intact, il n'y a pas d'ostéophytes.— Les viscères présentent les lésions de l'infection purulente.

Observation VII (Résumée).

In thèse de Kaufmann. — Paris 1878.

Ostéomyélite aiguë. — Evacuation d'un abcès sous-périosté. — Fracture spontanée. — Immobilisation. — Guérison.

L..., 42 ans, entre le 26 juillet 1877, à l'hôpital Cochin, baraque 2, n° 20.

Pas d'antécédents morbides héréditaires.

A onze ans, à la suite d'un coup sur le genou gauche, douleurs, tuméfaction, arthrite qui a dégénéré en tumeur blanche et laissé aqrès elle une atrophie de la jambe gauche nécessitant l'emploi d'une jambe artificielle.

Il y a 12 ans, 3 abcès froids se forment autour du genou autrefois malade, mais à aucun moment le pus qu'ils fournirent ne contint do fragments osseux.

Il y a 10 ans chancre unique, guéri rapidement, accompagné d'engorgement des ganglions inguinaux.

Le malade ne fit qu'un traitement local.

Jamais d'accidents depuis cette époque.

L..., n'habite pas dans dans un lieu humide, il ne s'est pas refroidi, n'a reçu aucun coup sur le bras, mais vers le 9 ou 10 juillet il s'est livré à un travail manuel excessif. Il éprouva alors de très fortes douleurs dans les épaules et dans les deux bras. Les jours suivants, le bras droit cessa d'être douloureux, mais le gauche devint le siège d'élancements très violents. Cinq jours après du gonflement commença à apparaître et les douleurs allant toujours croissant de façon à rendre tout travail impossible le malade se décida à entrer à l'hôpital.

Examiné le soir même de son entrée, le malade attire tout d'abord l'attention sur son bras gauche. Il dit éprouver jour et nuit à ce niveau des élancements s'accompagnant d'une sensation de fourmillements dans l'avant-bras et dans la main. Douleurs lancinantes continues. Ce bras gauche est le siège d'un gonflement assez considérable qui s'étend depuis l'épaule jusqu'à la partie supérieure de l'avant-bras. Dans toute cette étendue, la peau est uniformément rouge et ne présente en aucun point des marbrures. A la palpation, empâtement profond surtout à la partie externe du bras. Toute cette exploration est douloureuse. Les articulations du coude et du poignet sont absolument saines.

Céphalée intense, soif vive, insomnie absolue.

Température 40°.

Le 28 *juillet*. — deux jours aprés l'entrée, état général toujours grave, douleurs plus violentes, elles s'exaspèrent au moindre mouvement. La peau de la face externe du membre, est œdémateuse et se laisse déprimer en godet.

Le 30 *juillet*, — Les douleurs sont intolérables, l'œdème s'accentue : on fait à la partie externe et supérieure du bras, une incision d'environ 6 cm. de long et allant jusqu'à l'os. Une petite quantité de pus s'écoule au milieu du sang.

Le 31 *juillet*. — Moins de douleurs, gonflement aussi accentué une petite quantité de pus suinte par la plaie. Etat général meilleur.

4 *août*. — A la suite d'une exploration de la plaie à la sonde cannelée, une quantité considérable de pus s'écoule. Il est verdâtre et ne contient pas de gouttelettes huileuses.

5 *août*. — Le malade se sent beaucoup mieux, suppuration très abondante. Cataplasmes.

10 *août*. — Le malade qui n'allait pas plus mal, veut faire un petit effort pour se retourner, il éprouve tout-à-coup une très vive douleur dans le bras gauche, entend un craquement, et son avant-bras retombe inerte sur le lit. Le bras est très déformé. A la partie externe et supérieure existe une saillie angulaire très marquée. La mobilité et la crépitation sont facilement per-

çues. Une quantité considérable de pus sanguinolent s'écoule par la plaie.

L'immobilisation du bras fait disparaître presque aussitôt la douleur.

Les jours suivants la suppuration est toujours très abondante pas de gouttelettes huileuses.

Etat général devient bon, appétit revenu avec sommeil, pas de diarrhée.

18 *août.* — Depuis 2 jours, en un point situé au-dessus de l'incision, la peau est rouge et amincie ; saillie aiguë résistante au niveau de la face interne, douloureuse à la pression.

19 *août.* — Une ouverture spontanée s'est faite à ce niveau pendant la nuit. Suppuration très abondante. On passe un drain reliant l'ouverture chirurgicale à l'ouverture spontanée.

24 *août.* — La suppuration a notablement diminué. Excellent état général. Le bras est toujours maintenu dans une gouttière.

3 *octobre.* — Le bras est le siège d'un gonflement étendu jusqu'à la main, accompagné de rougeur et d'œdème. Tout le membre est sensible. Maximum de douleur au pli du coude et dans l'aisselle.

4 *octobre.* — Dans la nuit, une ouverture spontanée s'est faite à la partie supérieure et interne du bras, et a donné issue à une grande quantité de pus.

14 *octobre.* — Humérus paraît consolidé. Des séquestres sont extraits avec une pince. Appareil silicaté.

20 *décembre.* — Le malade sort.

Observation VIII.

In thèse Kaufmann, Paris 1878.

Coup de feu de l'extrémité supérieure de la jambe gauche. — Perforation de l'épiphyse du tibia. — Ostéomyélite chronique. — Fracture spontanée consécutive.

W..., officier, entre à l'hôpital St Eloi de Montpellier pour une blessure de l'extrémité supérieure de la jambe reçue à la bataille de Gravelotte. La balle entrée à la partie supéro-interne du genou traverse l'épiphyse pour sortir à la partie inférieure et moyenne du creux poplité.

L'hémorrhagie primitive a été très intense, la plaie postérieure très large avait la forme d'un entonnoir.

Au moment de son entrée, les deux plaies sont transformées en trajet fistuleux par où s'écoule une grande quantité de pus contenant assez souvent de petites lamelles osseuses. L'articulation du genou est le siège d'arthrite de voisinage qui empêche la plupart des mouvements.

Atrophie de la jambe. Dans le mollet, plusieurs collections purulentes se sont formées qui ont du être ouvertes.

Ce malade était régulièrement pansé. Un matin en faisant le pansement, la jambe que deux aides soutenaient s'affaissa et on reconnut de suite une fracture. Les ponts osseux de l'épiphyse qui se trouvaient de chaque côté de la perforation avaient dû céder. Un appareil inamovible fénêtré fut appliqué et on put continuer les pansements ordinaires sans avoir à traiter de comcomplications immédiates. Au bout de plusieurs mois la consolidation n'était pas très avancée et on ne jugea pas prudent de supprimer l'appareil inamovible. La suppuration diminuait insensiblement et la marche avec des béquilles était possible, à l'époque où nous avons perdu de vue ce malade, août 1871, un an après sa blessure.

Observation X.

In Lannelongue — *De l'ostéomyélite aiguë pendant la croissance.*

Ostéomyélite du fémur droit. — Fracture spontanée de cet os. — Guérison.

Résumé. — Fille de 3 ans. A eu à l'âge de 10 mois une atteinte d'ostéomyélite caractérisée par fièvre violente, douleurs très vives et abcès sous-périostique qui se forma à la partie supérieure et moyenne de la cuisse droite en cinq ou six jours. Elle en avait conservé un trajet fistuleux.

Le 10 *juillet* 1877, dans son lit elle a eu une fracture spontanée de la cuisse. Elle entre à l'hôpital le 11 ; on constate une hypérostose de la partie supérieure du fémur avec signes certains de fracture; mobilité anormale. Existence de 2 trajets fistuleux communiquant l'un avec une surface dénudée, l'autre avec le foyer de fracture. Pas de séquestres mobiles, peut-être séquestres invaginés. La consolidation de la fracture a eu lieu, mais les trajets fistuleux subsistaient quand l'enfant a quitté l'hôpital.

G..., Lucie, 3 ans, entre le 11 juillet 1877 à l'hôpital Sainte-Eugénie.

Père et mère bien portants.

La mère nous donne les renseignements suivants :

Jusqu'à l'âge de 10 mois, l'enfant, que la mère allaitait, n'avait rien eu et se portait assez bien : à ce moment, la mère essayait de la faire marcher, lorsque tout à coup, sans cause, l'enfant se mit à pousser des cris lorsqu'on la touchait, elle eut quelques nuits agitées, des vomissements, une forte fièvre, et en 5 à 6 jours se forma un abcès considérable à la partie moyenne et supérieure de la cuisse droite. Cet abcès fut ouvert environ 8 jours après le début, depuis il est resté une fistule qui ne s'est plus fermée.

Cinq à 6 mois plus tard, un second abcès se forma à côté du trajet fistuleux ainsi que plusieurs autres consécutifs au premier : fièvre et insomnie à ce moment.

Depuis, l'enfant n'a jamais marché, la petite fille était au lit et remuait bien les jambes.

Le 10 *juillet* 1877, à la suite d'un mouvement, elle poussa des cris et la mère reconnut que la jambe droite était inerte ; un médecin appelé constata l'existence d'une fracture de cuisse, et l'enfant fut amenée à l'hôpital.

A l'examen, on remarqua au premier abord que le membre inférieur est dans la rotation en dehors et immobile dans cette attitude ; en prenant le segment inférieur de la cuisse, on détermine aisément une mobilité anormale un peu au-dessus de la partie moyenne, et on développe une crépitation rude et sèche.

Il existe donc une fracture spontanée de cuisse.

A partir du milieu de la cuisse, en se dirigeant vers la racine du membre, les parties molles sont en effet indurées et font corps avec le fémur, sur lequel elles ne glissent plus. Sur la face externe de la partie moyenne de la cuisse, la peau présente un enfoncement avec un bourgeon charnu au centre et un orifice dans le bourgeon. Au même niveau, sur la face antérieure, se trouve un second orifice communiquant avec le premier par un trajet fistuleux.

L'examen du squelette montre que le fémur est gonflé à partir du grand trochanter : ce gonflement, atteint son maximum vers l'union du 1/3 supérieur avec le 1/3 moyen de la cuisse et il disparaît avec le gonflement des parties molles. On sent à travers les téguments que l'os est irrégulier et inégal et d'un très gros volume jusqu'au lieu de fracture.

Dans l'exploration du premier trajet fistuleux, le stylet pénétre sur une surface osseuse dénudée dans une assez grande étendue. Comme on tombe obliquement sur cette surface on ne se rend pas bien compte du fait de savoir si le stylet pénétre dans l'intérieur du fémur.

L'exploration du trajet antérieur est plus instructive. en ce qu'ici on tombe perpendiculairemnt sur la face antérieure de l'os, et le stylet s'engage dans un orifice creusé à travers le fémur qu'il parcourt sur une assez grande étendue et qui correspond au foyer de la fracture. On ne trouve pas de séquestre mobile par l'exploration, avec deux stylets qui se rencontrent à la surface de l'os. Néanmoins, tout porte à croire à l'existence d'une nécrose invaginée consécutive à l'ostéomyélite du début ; c'est à elle qu'il faut rapporter la persistance de la suppuration d'une part. En second lieu l'affaiblissement progressif du tissu compact au niveau de cette nécrose a favorisé la production de la fracture qui a été déterminée sous l'influence de l'action musculaire.

Dans cette pensée qu'on aurait tôt ou tard à retirer un fragment osseux frappé de mort, le membre fut placé dans un plâtre de manière à pouvoir surveiller le foyer de fracture.

Aucun accident n'est survenu, la consolidation de la fracture s'est produite, mais elle a été vicieuse en ce sens que le membre est resté dans une rotation en dehors assez prononcée.

Après deux mois de traitement la consolidation est suffisante, mais les trajets fistuleux ont persisté depuis, laissant écouler une suppuration peu abondante.

En vue de suivre ultérieurement la marche de l'affection, j'ai conservé cette enfant dans mon service; il n'est jamais sorti d'esquilles, le cathétérisme du trajet arrive sur une surface dénudée, aujourd'hui petite.

L'enfant quitte l'hôpital dans cet état, le 15 novembre.

Observation X

(Lippmann et Foisy. — Résumé d'aprés *Bulletin Société anatomique*, juillet 1902.

Fracture spontanée du fémur par osteomyélite à microbes strictement anaérobiens.

Gabriel P..., 39 ans, facteur des postes, entre à l'hôpital Broussais, salle Follin, n° 18, le 26 juin 1902. Au mois de mars 1902, il a eu une bronchite avec hémoptysie et expectoration fétide et abondante. Lésions tuberculeuses manifestes au sommet droit.

Le 8 *mai*, sans traumatisme, le malade ressent des douleurs au niveau de la cuisse gauche. Celles-ci augmentées par tout mouvement le forcent à abandonner son travail. Peu à peu, leur intensité s'accroît, et les douleurs, survenant la nuit, empêchent tout sommeil.

Le 15 *juin*, survient une augmentation notable du volume de la cuisse ; en même temps, l'appétit disparaît et l'amaigrissement s'accentue. Température 40°. En présence du mauvais état général, de la déformation de la cuisse, de la distension, de la synoviale du genou, le diagnostic d'arthrite purulent est posé, et l'arthrotomie est pratiquée ; il s'écoule une notable quantité de liquide louche avec dépôts fibrineux. La température s'abaisse les jours suivants.

Une collection profonde de la cuisse est incisée largement et donne issue à une grande quantité de gaz et de pus fétides. Les muscles sont décollés sur une grande étendue et le fémur dénudé.

En faisant le pansement, le 30 juin 1901, un craquement se fait entendre : une fracture s'est produite. Le 7 juillet, après rachicocaïnisation, le malade subit l'amputation de la cuisse, au-dessous du petit trochanter.

Examen de la pièce. — Le fémur est fracturé au niveau de son tiers moyen. Le tissu compact a disparu, et sur la face antéro-interne, il reste une mince lamelle osseuse, qui a été le siège de la fracture. Au voisinage de la nécrose, on constate un amincissement considérable du *tissu compact*, percé de petits orifices par où s'écoule le pus.

- *La cavité médullaire* est remplie de détritus noirâtres, petits. Une trépanation faite au niveau de la surface poplitée du fémur permet de recueillir un pus verdâtre et fétide qui a servi à l'examen bactériologique.

Le périoste est absent du niveau du point fracturé, plus loin, il est décollé, épaissi, blanchâtre. Les *muscles* sont désinsérés du 1/3 moyen de la diaphyse fémorale, environnés de pus verdâtre abondant. Ils sont blanchâtres et infiltrés de sérosités louches.

Examen bactériologique. — Sur lamelles colorées, on trouve des cocci, des formes longues en bâtonnets, formant par endroit des filaments; des bâtonnets flexueux et plus courts, qui restent seuls colorés par la méthode de Gram. Pas de bacilles de Koch.

Les ensemencements de culture aérobies restent stériles. En tubes, profonds anaérobies (gélose glycosée) ils prolifèrent et permettent de reconnaître trois formes microbiennes.

1° Un bacille fin, flexueux, prenant le Gram, formant des masses ovoïdes, diffuses aux contours hérissés de hachures.

Les cultures ont une odeur fétide. Ces caractères permettent de l'identifier au *bacillus ramosus*.

2° Le *bacillus serpens*.

3° Enfin un diplocoque en chaînettes, le streptocoque anaérobie.

Voilà donc un cas de fracture spontanée, survenue dans le cours d'une ostéomyélite diaphysaire de l'adulte, caractérisée par une nécrose et une suppuration considérable, avec gaz fétides, et relevant d'une infection due exclusivement à une association de germes anaérobies.

A ce propos, et dans la même séance de la Société anatomique, M. Morestin rapportait l'observation d'un homme de 60 ans, qui, à la suite d'une ostéomyélite du fémur, à propos de laquelle un abcès fût ouvert et l'os trépané, fit, 36 heures après, et pendant la nuit, une fracture spontanée.

Il montre bien que la fracture n'était nullement une conséquence de la trépanation, qui avait été faite sans ébranlement et sans secousse, et sans aucune irradiation fissuraire, capable de diminuer la résistance de l'os. C'est donc un os pathologique fracturé spontanément. Ce fait est donc assez rare chez le vieillard, pour que nous le rapportions ici.

CONCLUSIONS

1° Les fractures spontanées de l'ostéomyélite constituent une complication assez rare de cette affection, susceptible de se produire à toutes ses phases et dans toutes ses formes cliniques.

2° La fracture se produit toujours à l'union du tissu nécrosé et du tissu compact qui est constamment le siège d'ostéite raréfiante.

3° L'os se brise, ou bien parce qu'il est le siège d'un ramollissement, d'une infiltration purulente étendue dans les cas suraigus, ou bien parce qu'il est nécrosé sur une grande surface et que l'ostéïte raréfiante n'a laissé autour du séquestre qu'une épaisseur de tissu vivant, très minime et très fragile.

4° Les *symptômes physiques* ne diffèrent pas de ceux d'une fracture traumatique ordinaire ; les *signes fonctionnels* en sont remarquablement atténués. Quant aux *signes généraux*, ils se trouvent modifiés d'une façon variable.

5° La fracture spontanée aboutit, soit à la consolidation en quelques semaines ou en quelques mois, soit à la pseudarthrose ou à des phénomènes immédiats de septicémie qui emportent le malade.

6° Facile s'il s'agit d'une ostéomyélite bien avérée, le diagnostic de fracture spontanée ne pourra se poser qu'avec le décollement épiphysaire ou la séparation des diaphyses.

7° L'état de la température et la gravité des symptômes généraux commanderont seuls une amputation immédiate. Dans le cas contraire, les larges débridements et l'immobilisation permettront d'attendre les résultats de l'évolution anatomo-clinique.

Index Bibliographique

Am. J. med. Sc., novembre, 1838.

MALGAIGNE. — Traité des fractures et des luxations, Paris 1847.

BULLETIN DE LA SOCIÉTÉ ANATOMIQUE, 1864, page 141 ; 1870, p. 60.

VERNEUIL. — *Bulletin de la Société de Chirurgie*, 1863.

AUBRY. — *Thèse de Strasbourg*, 1868.

HORTELOUP. — *Bulletin de la Société de Chirurgie*. 1871, (2me série, XII, page 143).

SALÈS. — *Thèse de Paris*, 1871.

MARCANO. — *Bulletin de la Société Anatomique*, 1874.

KAUFMANN. — *Thèse de Paris*, 1878.

MORRANT BAKER. — *Medico-Chirurgical Transactions*, 1877.

LANNELONGUE De l'Ostéomyélite aiguë pendant la croissance. Paris, 1879.

LANNELONGUE et COMBY. — De l'Ostéomyélite chronique ou prolongée. — *Archives génér. de Médecine*, Paris, 1879. CXLIV, p. 257; 424; 555; 680.

RECLUS. — De l'ostéomyélite prolongée, *Gazette des hôpitaux* mai, 1887. — *Cliniques et critiques chirurgicales*, Paris, 1884.

HAMILTON. — Traité pratique des fractures et des luxations. (Traduction Parisot, Paris, 1884).

WESTPHAL. — *Ueber die osteomyelitische Spontanfractur.* Marburg, 1887.

Simon. — Les fractures spontanées. *Thèse agrégation,* Paris, 1886.

Demoulin. — Ostéomyélite chronique d'emblée. *Thèse Paris,* 1888.

Broca et Delanglade. — Traité des maladies de l'enfance de Comby et Grancher.

Mauclaire. — Ostéomyélite de la croissance. Paris. 1894. *Bibli. Charcot-Debove.*

Ollier. — Traité expérimental et clinique de la régénération des os.

Jaboulay. — *Lyon Médical,* 1892.

Lavisé. — *Société belge de Chirugie,* 1897.

Foisy et Lippmann. — *Société Anatomique,* juillet, 1902.

Paris. — Imprimerie de l'Institut de Bibliographie. — XI-1903. — N° 1349

www.ingramcontent.com/pod-product-compliance
Ingram Content Group UK Ltd.
Pitfield, Milton Keynes, MK11 3LW, UK
UKHW020311220726
13923UKWH00003B/1088

9 782019 270469